Astrid Marie Ferver

Histaminintoleranz – in Verbindung mit Glutenunverträglichkeit und Laktoseintoleranz

Die ersten Schritte und Rezepte

I0437969

Inhalt

Einleitung

Gehören Sie vielleicht zu denen, die aus unerklärlichen Gründen immer wieder unter Kopfschmerzen, Verdauungsproblemen, Asthmaanfällen, Nesselsucht, Herzrasen und Unruhe … leiden? Und schon bei verschiedenen Ärzten vorgesprochen haben? Immer mit dem Ergebnis, dass auch diese bei Ihnen nicht weiter wussten? Sie schulterzuckend an den nächsten Spezialisten überwiesen wurden? Sie sogar als psychisch labil abgestempelt haben?

Dann könnte es möglicherweise sein, dass Sie an einer Histaminintoleranz leiden und es von Ihrem Schulmediziner noch nicht erkannt und demzufolge auch nicht getestet wurde. Diese ist weiter verbreitet, als bisher angenommen.

Oder aber Sie haben schon Ihre Diagnose und sind nun erst einmal wie vor den Kopf geschlagen und wissen gar nicht, wie am besten mit der Ernährungsumstellung beginnen. Vielleicht gesellt sich noch eine Glutenunverträglichkeit oder eine andere Intoleranz hinzu. Bei Ihnen oder einem Familienmitglied und Sie haben die Aufgabe, dieses zu bekochen und zu versorgen und wissen gerade nicht, wo anfangen.

Da ich mich im letzten Sommer selbst in dieser Situation mit dem ärztlichen Ergebnis „Histaminintoleranz, Glutenunverträglichkeit, Laktoseintoleranz" befunden habe, kann ich sehr gut nachvollziehen, wie Sie sich jetzt fühlen. Stück für Stück hab ich mich trotz meiner Symptome an das Ausprobieren neuer Rezepte herangewagt und diese für Sie aufgeschrieben. Sie sind einfach, alltagstauglich, für den Single-Haushalt, aber auch erweiterbar. Und für die erste Zeit nach der Diagnosestellung als Starthilfe und als Inspiration gedacht, um die eigene Kreativität anzuregen.

Außerdem finden sich viele wichtige Hinweise und all meine eigenen Erfahrungen, um Ihnen die ersten Schritte so einfach wie möglich zu machen.

Das Buch ist aber auch für gesundheitsbewusste Menschen gedacht, da hier keine Fertigprodukte verwendet werden. Sollten weder Allergien noch Intoleranzen vorliegen, können die Rezepte gern mit den Gemüse-, Fleisch- und Käsesorten ergänzt werden, die bei der Histaminintoleranz vermieden werden müssen.

All meine „Fundstücke" aus dem Netz, die Ihnen hoffentlich weiterhelfen, werde ich im Anhang auflisten, der doch im Laufe der Zeit recht ausführlich geworden ist. Dort finden Sie so einige recht interessante Links und können sich ganz nach Belieben informieren.

Die Diagnose und die erste Zeit

Mit diesem Büchlein in der Hand oder vor Augen haben Sie möglicherweise erst vor kurzem Ihre Diagnose erhalten: Histaminintoleranz! Und wissen nun erst einmal nicht, wie weiter. Das kann ich gut verstehen und nachvollziehen, mir ging es vor einigen Monaten nicht anders. Völlig blockiert und aufgewühlt habe ich versucht, einen klaren Gedanken zu fassen. Und mich an jeden Strohhalm geklammert, der mir gereicht wurde. Seien es Menschen, denen es genauso geht (mir hat meine liebe Schwester helfen können) oder aber Hinweise und Rezepte aus dem Internet.

„Nur" eine Histaminintoleranz mag von den noch übrig bleibenden Nahrungsmitteln gerade noch so durchgehen (Wobei ich hier absolut nicht werten und diese herunterspielen möchte, die Symptome sind sehr unangenehm bis grausam, keine Frage. Mir geht es hier um die Vielfalt der noch zur Verfügung stehenden Lebensmittel). Problematischer wird es allerdings, wenn sich noch andere Allergien, Unverträglichkeiten und Intoleranzen hinzugesellen.

In meinem Fall seien dies die Glutenunverträglichkeit und die Laktoseintoleranz[1]. Somit fallen Dinkel und Co. auch noch weg und bei den Milchprodukten sieht es völlig düster aus. Hier hilft dann nur noch experimentieren und Ausschau nach Rezepten halten, damit die erste Zeit überbrückt werden kann und nicht gleich die Unterzuckerung droht. Die Kilos purzeln hier von allein, ob erwünscht oder nicht. (Mit dem Blick auf die Nahrungsmittel, die noch übrig bleiben würden, wenn auch noch eine Fructoseintoleranz hinzukäme, bin ich doch tatsächlich froh, „nur" mit meinen mir drei zugedachten zurechtkommen zu müssen.)

---

[1] Eine recht informative Seite zur Laktose- und anderen Intoleranzen finden Sie im Anhang.

Auch eine gewisse Sensibilisierung tritt ein. Ich leide ja schon seit vielen Jahren, eigentlich Jahrzehnten unter Kopfschmerzen. Zwar verschiedener Art, aber oft unerträglich. Nun weiß ich zumindest schon mal meine „Histamin-Schmerzen" einzuordnen. Und die waren trotz Nahrungsumstellung ziemlich oft da in der ersten Zeit. Das kommt wohl von der „Entgiftung" des Körpers. Da muss sich erst so einiges ordnen und fügen und vor allem spielt der Entzug des Glutens hier auch eine große Rolle[2].

Nach der Diagnose fliegt einem erst mal alles um die Ohren, nichts steht mehr da, wo es mal stand. Die bisherige Lebensordnung gerät aus den Fugen. Allerdings kommt dann langsam das Verständnis und es stellen sich gewisse AHA-Momente ein für so viele über lange Zeit unverständliche Dinge den eigenen Körper betreffend. Denn rückblickend betrachtet kann ich sagen, dass ich froh bin, jetzt zu wissen, woran ich bin. Nur so kann sich ja längerfristig eine Verbesserung einstellen. Mit dem richtigen Arzt an Ihrer Seite werden die Ursachen für die Histaminintoleranz gesucht und auch behandelt. Somit ist diese Diagnose nicht zwingend lebenslänglich. Ich habe schon viele Berichte gelesen, wo die Betroffenen schon nach wenigen Jahren wieder fast alle Nahrungsmittel zu sich nehmen konnten. Das macht mir Mut. Vor allem dann, wenn es mir mal wieder nicht so gut geht. Dann denke ich ganz einfach an die schon immer länger werdenden Abstände zwischen den schlechten Tagen.

So unterschiedlich jeder Mensch ist, so sind es auch die Ursachen und die Symptome der Histaminintoleranz. Bei mir sind es wohl Kupfer-, Zink- und Vitamin-C-Mangel.

Außerdem ist mein Progesteron-Hormon im Defizit. Was es bei Ihnen ist, kann Ihnen nur der Arzt Ihres Vertrauens sagen.

---

[2] Wer sich da genauer informieren möchte, dem empfehle ich das Buch „Weizenwampe" (Link im Anhang).

Ich selbst bin bei einer Allergologin in Behandlung, die sich auch auf Biomedizin spezialisiert hat. Wenn Ihnen Ihr Hausarzt nicht weiterhelfen kann, gehen Sie unbedingt auf die Suche nach einem geeigneten Mediziner. Zu aller Not auch einem, der nicht kassenärztlich abrechnet. Glauben Sie mir, das ist es auf jeden Fall wert. Es geht ja schließlich um das höchste Gut, Ihre Gesundheit.

Symptome können sich wie bei mir mit Verdauungsbeschwerden aller Art und Kopfschmerzen zeigen. Aber auch Husten, Fließschnupfen, Asthma, Nesselsucht, Herzrasen, Erschöpfungszustände, PMS, Schlafstörungen…[3]

Wenn sich diese in dem Zeitraum vom Moment der Essensaufnahme bis zu 72 Stunden nach dieser zeigen, dann liegt die Vermutung nahe, dass Sie an der Histaminintoleranz leiden. Genauer Abklärung bedarf es dann wie schon erwähnt eines Arztes und der von ihm eingeleiteten Tests und Untersuchungen von z.B. Blut, Stuhl, Schilddrüse und der Erstellung des Hormonstatus. Sie könnten aber bis zum Termin bei ihm schon ein Tagebuch führen, in dem Sie Ihre Beobachtungen festhalten.

Es könnte allerdings auch sein, dass bestimmte Düfte die Symptome auslösen. Bei mir ist das ganz extrem: ich reagiere sofort auf Rauch, egal welcher Art, auch auf Parfüm und Deos oder überhaupt chemische Substanzen. Selbst das Wetter kann Auslöser für diese Reize sein: ich hab unheimliche Probleme bei Wind und zu viel Sonne.

---

[3] https://www.kochenohne.de/intoleranzen/histaminintoleranz/

Höchstwahrscheinlich aber nur dann, wenn der Histamingehalt im Körper sehr hoch ist, dass „Fass" also voll ist. An den Tagen, wo dieses recht leer ist, wird uns eben Genanntes wohl nichts weiter ausmachen. (Dies schreibe ich deshalb so vorsichtig, weil die Histaminintoleranz noch keine feste Diagnose in der Schulmedizin darstellt. Und sie sich außerdem so vielseitig und „kreativ" zeigt.)

Auch wurde schon beobachtet, dass es mitunter am Nachmittag zu einem Energietief im Körper kommen kann. Das kenne ich ebenfalls von mir und äußert sich dann so, dass die Symptome eher nachmittags als morgens auftreten und gegen Abend wieder besser werden. Natürlich wird das nicht bei jedem der Fall sein. Aber möglicherweise bei Menschen, die körperlich nicht ganz so fit sind. Nach der chinesischen Organuhr hat in der Zeit von 17 bis 19 die Niere ihre Hauptzeit und diese ist nach der Traditionellen Chinesischen Medizin der Speicher der Lebensenergie. Wenn diese möglicherweise nicht ganz so stark ist, dann sind wir um diese Zeit doch recht schlapp, energie- und lustlos. Auffüllen können wir diese Energie nur bedingt, da sie schon zum Zeitpunkt der Zeugung angelegt wird.

Hierbei spielt die Konstitution und Lebensweise der Eltern eine große Rolle. Nach der TCM sollten sich beide vor der Zeugung eines Kindes bewusst auf diese vorbereiten: die Mutter zwei Jahre und der Vater zwei bis vier Wochen. Gesunde Ernährung, sportliche Betätigung, ohne dabei in den Raubbau zu gehen, kein Alkohol, keine Drogen, kein Nikotin.

Mit bewusster und nachhaltiger Ernährung können wir dafür sorgen, dass von unserem Körper her nicht an die Speicher gegangen werden muss bzw. sie nicht so schnell geleert werden. Also am besten kein Fastfood und keine industriell verarbeiteten Lebensmittel, keine zuckerhaltigen Getränke, den Alkoholkonsum minimieren und möglichst kein Nikotin.

Dazu wenig bis gar kein Stress… Was können Sie jetzt erkennen? Genau, dies müssen wir nämlich mit unserer Diagnose auch alles beachten. Sicherlich sind im Moment noch mehr Einschränkungen hinzunehmen, diese werden aber wie schon erwähnt, nicht lebenslänglich sein. Z.B. dürfen wir ja jetzt keine Tomaten essen. Kommt aber wieder der Zeitpunkt, wo dies geht, dann sollte schon darauf geachtet werden, dass es sich dann um eigenen Anbau oder Bio-Produkte handelt. Pestizide sollten in unserer Ernährung überhaupt nicht vorkommen.

Kein Tag ist gleich, nicht jeder Mensch ist gleich und die Histaminintoleranz ist unberechenbar. Deshalb müssen trotz vieler und umfangreicher Empfehlungslisten die Nahrungsmittel selbst ausprobiert werden. Sie können nur als Richtlinie dienen. Und es sollte einem klar sein, histaminfreies Essen gibt es nicht, nur histaminarmes.

Es wird immer Tage und Zeiten geben, wo wir ein Gericht besser vertragen, weil das „Fass leer ist". An den „schlechten Tagen" ist es bei mir allerdings manchmal schon so, dass ich die einfachsten Zutaten, wie Kartoffeln, Möhren, Lauchzwiebel in Butter, nicht vertrage. Da könnte ich natürlich die Wände hochgehen. Was soll ich mir denn als Nächstes zubereiten?? Ohne Essen geht es ja nun mal nicht. Und fertig zubereitetes und zu kaufendes vertrage ich entweder durch die Zusatzstoffe oder aber die Reifung nicht. Hilft ja alles nichts, da müssen wir durch. Es gibt ja dann auch wieder die besseren Tage, wo wir wieder Mut schöpfen können. Und den möchte ich Ihnen mit meinem kleinen Ratgeber hier machen. Denn Schritt für Schritt, auch wenn es erst einmal recht kleine sind, geht es wieder vorwärts in Richtung Gesundheit.

Denn was zeigt uns denn die Histaminintoleranz? Das mit unserem körperlichen Haushalt etwas nicht in Ordnung ist, dass es eben Defizite gibt. So unangenehm wie das Ganze zwar ist, ich bin dennoch froh, dass ich nichts wirklich Organisches und Unheilbares habe. Das halte ich mir immer wieder vor Augen. Und es ist eine Situation, in der wir vielleicht einmal innehalten und uns genau vor Augen führen sollten, wie es unter anderem so weit kommen konnte.

Wie gesund haben wir denn bisher gelebt oder nicht gelebt? Was haben wir denn an Nahrungsmitteln zu uns genommen, dass es zu diesen Ungleichgewichten in uns gekommen ist? Oder wie sieht überhaupt unser Alltag aus? Welchem Stress setzen wir uns tagtäglich aus? Welche Ängste beherrschen uns und machen uns fertig? Auch das ist eine Art von Stress. Dieser ist nämlich mit verantwortlich, wenn es wieder die „schlechten Tage" gibt. Denn in einer entspannten Atmosphäre kommt es viel weniger zu größeren Histaminschüben.

Anmerkungen zu gluten- und laktosefreien Produkten

Wer eine Glutenunverträglichkeit oder eine Laktoseintoleranz hat, möchte natürlich gern zu den im Handel erhältlichen gluten- und laktosefreien Erzeugnissen zurückgreifen. Doch wer zudem auch eine Histaminintoleranz sein Eigen nennt, sollte hier mit Vorsicht herangehen. Laut Liste[4] können die laktosefreien, wenn sie denn künstlich erzeugt sind, problematisch sein. Also vorsichtig und mit kleinen Mengen ausprobieren oder wer eine niedrige Toleranzschwelle hat, ganz sein lassen und auf die Produkte zurückgreifen, die von Natur aus laktosefrei sind[5]. Das ist zwar schwierig, aber machbar. Zum Überbacken nehme ich z.B. gern den Büffelmozzarella.

Glutenfreie Erzeugnisse, ob als Mehlmischung oder gar als Fertigprodukt, gibt es mittlerweile recht häufig, sie sind in so ziemlich jedem Supermarkt, Bioladen und Reformhaus zu finden. Doch hierbei sollte das Augenmerk unbedingt auf den Inhaltsstoffen[6] liegen. Und die sind bei einer Histaminintoleranz oftmals nicht ohne: z.B. ist in der glutenfreien Brotbackmischung vom Lidl Kichererbsenmehl enthalten oder in der von Schär Lupinenprotein. Hülsenfrüchte gehen für die Betroffenen gar nicht und Lupine wäre zwar laut Liste möglich, ich weiß aber, dass viele sie auch nicht vertragen. Das muss, wie schon mehrfach erwähnt, individuell ausprobiert werden. Und am besten nicht gleich zu Beginn der Diagnose bzw. Ernährungsumstellung.

---

[4] KochTrotz-Verträglichkeitsliste, erhältlich siehe Anhang.

[5] Auch hier gibt es Hinweise und Tips in der KochTrotz-Verträglichkeitsliste.

[6] Die Schär-Produkte mit ihren Inhaltsstoffen sind im Internet zu finden, Link im Anhang.

Reis-Kartoffel-Diät

Da wäre diese „Diät" nämlich erst einmal angesagt. Zumindest dann, wenn die Symptomatik sehr stark und die Unwissenheit, welches Nahrungsmittel denn nun noch geht, recht groß ist. Um den Histamingehalt im Körper ganz weit runterzufahren, sollten über mehrere Tage bzw. Wochen nichts anderes als Reis und Kartoffeln gegessen und Wasser getrunken werden. Salz dürfen Sie noch nutzen, andere Gewürze besser nicht. Dies ist u.a. auch eine gute Möglichkeit, außer der ärztlichen Tests, um herauszufinden, ob Sie an einer Histaminintoleranz leiden. Verschwinden nämlich im Laufe dieser Diät Ihre bisherigen Symptome, können sie ziemlich sicher sein, dass es die HIT (Histaminintoleranz) oder eine Nahrungsmittelallergie ist. Dies sollten Sie dann mit Ihrem Arzt besprechen.

Haben Sie nun einen Zeitraum von ca. vier Wochen[7] diese Diät durchgeführt, können Sie jetzt beginnen, alle drei Tage ein weiteres Nahrungsmittel hinzuzufügen. Z.B. Möhren, Zucchini, Blumenkohl, Butter, Geflügel. Aber wie gesagt, immer nur ein weiteres für die nächsten drei Tage. Geht das gut, also zeigen sich keine Symptome, dann vertragen Sie dies gerade hinzugenommene und können es zukünftig in Ihren Speiseplan aufnehmen und auch während der weiteren Diät mit dabei behalten.

Allerdings muss ich dazu sagen, dass es durchaus so sein kann, dass Sie es jetzt gut vertragen, weil ja durch die pure Reis-Kartoffel-Diät der Histaminspiegel gesunken ist.

---

[7]www.histaminintoleranz.ch/de/therapie_ernaehrungsumstellung.html#vorgehe nsweise (genauer Ablaufplan)

Z.B. essen Sie erst die Möhren drei Tage zu Kartoffeln und Reis, alles geht gut. Dann kommen die Zucchini dazu, auch drei Tage, alles geht gut. Nun nehmen Sie Geflügelfleisch hinzu, drei Tage lang und nach dem zweiten Tag beginnen die Symptome... Dann kann es sein, dass Sie das Fleisch schon mal vertragen haben, es aber wohl gut wäre, es nicht tagelang zu essen.

Das kenne ich gut von mir. Ich esse ungefähr einmal in der Woche Fisch und einmal in der Woche Fleisch. Mehr geht meist nicht. Dann muss ich wieder schauen, dass das Fass leer wird und der Histaminpegel sinkt. Dies können Sie nur allein für sich ausprobieren. Vielleicht wäre es gut, sich am besten Notizen dazu zu machen.

Ich schreibe hier so oft „vom Ausprobieren". Das hat schon meiner Meinung nach auch einen ziemlich herben Beigeschmack. Verbindet es doch gleichzeitig die Möglichkeit, dass es einem nach dem Verzehr des jeweiligen Nahrungsmittels nicht gut geht. Aus diesem Grund bin ich da schon oft etwas faul in dieser Richtung und nehme dann tagelang schon erprobte oder sehr spartanische Mahlzeiten zu mir. Denn so leistungsfähig wie möglich möchte ich schon bleiben. Aber dann kommt doch auch wieder die mutige und neugierige Phase bei mir durch und ich probiere wieder aus...

Noch ein Hinweis: diese „Diät" ist kein MUSS, nur ein „könnte" und sollte mit Ihrem Arzt besprochen werden. Ich selbst hab sie nicht gemacht, weil ich aufgrund häufiger Symptome von Hause aus öfters nur Kartoffeln, Möhren, Lauchzwiebel, etwas Butter und vielleicht noch zwei Eigelb esse. Damit fahre ich ganz gut und gleichzeitig meinen Pegel runter.

GANZ WICHTIG: Wer bisher mit sehr starken Symptomen wie Herzproblemen oder Asthma zu tun oder sogar einen anaphylaktischen oder anaphylaktoiden Schock erlitten hat, darf diese Diät NICHT oder NUR MIT ÄRZTILCHER BEGLEITUNG durchführen! (siehe Fußnote 7)

Wildkräuter

Schon lange, noch bevor ich im Besitz meiner Diagnose war, hatte ich das Bedürfnis, mich gesünder und natürlicher zu pflegen und zu ernähren. Da führte mich natürlich auch der Weg an den Wildkräutern vorbei, wobei ich bei ihnen einen Halt einlegte und mich recht intensiv damit befasste. Zweimal sogar: einmal um ihre Heilwirkung näher zu erkunden (somit fing mein „Weg" an, das war 1999) und dann, um mich ihren kulinarischen Vorzügen zu widmen. Das war vor zwei Jahren. Ich experimentierte mit eigenen Rezepten und wollte das auch im letzten Frühjahr voller Enthusiasmus fortführen. Sensibilisiert durch meine mir nun bekannte Histaminintoleranz nahm ich mir meine Kräuterbücher und das Internet vor und stellte fest, dass nicht alle Wildkräuter für „uns" verträglich sind. Allerdings gibt es nicht wirklich verlässliche Informationen und somit habe ich jetzt erst einmal meinen Kräuterverzehr eingestellt. Was nicht heißen soll, dass in dieser Richtung gar nichts mehr geht. Ich möchte jetzt für mich als erstes herausfinden, was meinem Körper an Grundnahrungsmitteln zugeführt werden kann, ohne dass er Symptome entwickelt. Nach und nach kommen dann die sicherlich meinen Speisen Abwechslung bringenden ersten Küchenkräuter[8] wieder hinzu.

---

[8] In den letzten Monaten habe ich nun für mich herausgefunden, dass Oregano, Thymian und Basilikum gut gehen.

Wildkräuter können nämlich, genau wie auch andere Lebensmittel, über biogene Amine[9] verfügen. Eines davon ist das Histamin. Es muss aber nicht zwingend dieses sein, welches das Kraut in sich hat. Es kann sich auch durchaus um ein anderes handeln und so kann es passieren, dass wir darauf trotzdem reagieren, weil es „aminmäßig" unser „Fass" füllt[10].
Ich bin mir z.B. bei der Brennessel nicht sicher, ob sie nun biogene Amine enthält oder nicht. In rohem Zustand soll es wohl so sein, deshalb bevorzuge ich sie jetzt in gekochter Variante. Also wenn Sie vorhaben, Ihren Speiseplan mit grünen Smoothies, Salaten und Suppen aus Wildkräutern zu bereichern, so würde ich Ihnen auf jeden Fall empfehlen, sich dahingehend zu informieren und sie auch einzeln auszuprobieren. Niemals mehrere Pflanzen auf einmal! Sonst wissen Sie ja bei möglicher Symptomatik nicht, welche denn nun der Auslöser war. Im Anhang liste ich Ihnen einige Fundstücke auf, bei denen ich etwas über biogene Amine als Inhaltsstoffe entdeckt habe. Bitte informieren Sie sich weiter, denn es sind von meiner Seite aus nur Anregungen.

---

[9] Info-Link im Anhang.

[10] https://www.kochenohne.de/intoleranzen/histaminintoleranz/

Heißluftfritteusen

Da ich jetzt alles frisch zubereiten muss, allerdings nur für mich allein lebe, habe ich mir eine Heißluftfritteuse (Heißluftofen) zugelegt. (Und mittlerweile bin ich im Besitz einer zweiten, allerdings ganz anderen Art. Ich habe sie zu Weihnachten von meiner lieben Familie geschenkt bekommen.) Als ich das erste Mal davon gehört habe, dachte ich noch: „Eine Fritteuse brauche ich nicht, ich esse doch so gut wie nie Pommes." Dann aber habe ich immer öfter davon gelesen und wurde somit langsam neugierig. Was damit alles so zubereitet werden kann, toll. Und nicht nur das, sie werden nämlich verwendet wie ein kleiner Backofen, brauchen aber keine Vorheiz-Zeit. Das ist, zumindest gegenüber Herden älterer Bauart, energiesparend und wie ich finde, sehr von Vorteil.

Somit habe ich mich motiviert hingesetzt und im Internet recherchiert, welche von den vielen gerade gängigen denn für mich in Frage käme. Es gibt da so einige, allerdings muss da wirklich jeder für sich schauen und im Endeffekt entscheiden. Im Gegensatz zu den doch recht preisintensiven Hochleistungsmixern sind sie dagegen geschmeidig günstig für den Geldbeutel. Ich werde im Anhang die drei Favoriten auflisten, die für mich in die engere Wahl kamen. Sollten Sie sich auch für solch ein Gerät entscheiden wollen, dann empfehle ich Ihnen, die Bewertungen bei „amazon" zu lesen. Die sind dann doch recht hilfreich.

Auf jeden Fall bin ich sehr begeistert von diesen beiden Geräten, da sie mir doch dabei geholfen haben, meinen recht eingeschränkten Speiseplan um einige Gerichte zu erweitern. Wer z.B. bisher gern Pommes gegessen hat, dürfte jetzt mit der Histaminintoleranz seine Probleme haben, zumindest was die vorgefertigten Kartoffelstifte angeht. Warum? Weil sie ja weitestgehend mit Sonnenblumenöl vorfrittiert sind und wir dieses Öl nicht mehr zu uns nehmen dürfen. Ganz ehrlich, der große Pommes/Bratkartoffel-Fan war ich nie, aber nun habe ich durch die Zubereitung in diesen kleinen Öfen für mich ganz leckere Varianten gefunden. Die Ergebnisse davon finden Sie im Rezeptteil.

Meine Erfahrungen

Mittags Kartoffeln mit Möhren kochen oder aber Kartoffelbrei und das gleich für den Abend mit und dann am Mittag z.B. die Seelachspfanne dazu und am Abend gebratene Zucchini, Frühlingszwiebeln und Butter.

Oder zum Mittag Gemüsenudeln zubereiten und mit dem gleichen Wasser zum Abend (glutenfreie) Nudeln und gefrorenen Blumenkohl/Brokkoli kochen.

Keine Konserven verwenden, immer nur frische Zutaten nehmen. Eine Ausnahme mache ich nur bei Apfelmus und Apfel-Mango-Mark. Dies kaufe ich in Bio-Qualität bei dm oder Rossmann oder Netto. Bitte schauen, ob nicht vielleicht Zitronensäure enthalten ist. Dann wäre Vorsicht geboten.

Fleisch frisch kaufen und zu Hause portionieren und einfrieren, damit es später im Wasserbad oder in einer Heißluftfritteuse kurz aufgetaut und zubereitet werden kann.

Oder das Fleisch, wie z.B. Hähnchenkeulen, als Tiefkühlware kaufen. Diese können einzeln aus der Verpackung entnommen und zubereitet werden. - Hierfür nutze ich meine Heißluftfritteuse (von Durandal), da ich den großen Backofen ungern für eine Keule aufheizen möchte. Ich gebe das Fleisch gefroren in den Heißluftofen, pinsle es kurz mit einer Salz-weißer Pfeffer-Kurkuma-Öl-Mischung ein und stelle die Uhr auf 20 Minuten bei 180 Grad. Dann drehe ich die Keule um, nochmals 10 Minuten bei 180 Grad. Nun eventuell noch einmal umdrehen und weitere 3 Minuten, das ist aber individuell zu entscheiden, je nachdem wie groß das Fleischstück ist. Das wären dann insgesamt etwas mehr als 30 Minuten, wesentlich schneller als im herkömmlichen Backrohr.

Eiweiß wird nicht gut bzw. gar nicht vertragen. Bitte ausprobieren, ob Eigelb geht[11] . Bei mir schon und ich rechne mir dann herkömmliche Rezeptangaben wie folgt um: für ein Ei nehme ich zwei Eigelb. Ich achte aber schon darauf, dass ich die L-Größe bekomme, damit die Eigelbe nicht zu klein ausfallen. Ansonsten müssten vielleicht sogar drei Eigelbe für ein Ei genommen werden.

Eine gute Alternative für Hühnereier sind Puteneier. Sie sind bekömmlicher und ich vertrug sie bisher sehr gut. Allerdings hab ich davon auch noch nicht mehr als ein bis zwei pro Woche gegessen. Sie tragen sogar zwei Eigelbe in sich und angepasst für die Rezepte gilt hier ein Putenei für zwei Hühnereier. Eine mögliche Bezugsquelle finden Sie im Anhang.

Fisch bitte nur tiefgekühlt kaufen, da er schnell Histamin bildet und natürlich bitte auch nur den, der mit grün in der Liste[12] steht und auch hier gilt: ausprobieren! Da ich mich ja glutenfrei ernähren muss, greife ich hier auf Tiefkühl-Seelachs ohne Panade zu. Diesen gibt es gleich als Kilo-Beutel, da nehme ich mir dann immer nur so viele Teile heraus, wie ich auch brauche. Entweder lege ich dann den Fisch für die anschließende Weiterverarbeitung, z.B. zur Seelachspfanne zum Auftauen in den Heißluftofen oder er kommt noch gefroren auf die Grillplatte der Tefal 2 in 1, z.B. wenn Sie dazu Bratkartoffeln oder Steckrübenpommes zubereiten möchten.

---

[11] Es gibt auch Ei-Ersatz: entweder fertig kaufen, Link liste ich im Anhang auf. Oder aber die Alternativen aus dem „KochTrotz-Buch 2". Auch im Anhang zu finden. Allerdings muss ich hier dazu sagen, dass sie wohl eher als Bindemittel genommen werden und nicht für ein Rühr- oder Spiegelei.

[12] KochTrotz-Verträglichkeitsliste siehe Anhang

Zum Frühstück können Reste (keine tierischen!) vom Vortag gut verwertet werden: z.B. gebratenes Gemüse oder Gemüsesuppe mit etwas gekochtem Reis verrühren und erwärmen, fertig.

Rot- und Weißkohl zubereiten und gleich essen, maximal am Abend aufwärmen und dann den Rest verzehren. Ich hab es sonst immer für mehrere Tage gekocht oder auch eingeweckt, das geht bzw. ging bei mir jetzt nicht mehr... Bisher hatte ich es nach einem alten Rezept immer mit Schweineschmalz zubereitet, nun nehme ich Kokosfett. Da Butterschmalz auch keine Laktose enthält, könnte auch dieses verwendet werden.
Suppen können gut mit Polenta (Maisgries) oder Reismehl angedickt werden.

Marmelade koche ich mir selber mit dem Gelierzucker von Alnatura ein, denn dieser enthält keine Zitronensäure.

Ich verwende immer öfter das Gewürz Kurkuma. Ihm wird u.a. nachgesagt, dass es nicht nur verträglich sein, sondern das Histamin im Körper auch senken soll[13] . Ob dies wirklich so ist, keine Ahnung. Probieren Sie es am besten aus. Ich nehme es auch deshalb, weil es mir z.B. in Reisgerichten oder Soßen recht gut schmeckt.

Obwohl ich laktoseintolerant bin, ist mir aufgefallen, dass ich Butter ganz gut vertrage. Und somit mache ich sie öfter ans Essen, vor allem an die Kartoffeln. Sie gilt als individuell und somit muss jeder Laktoseintolerante das für sich testen. Alternativen wären ansonsten Kokosöl (auch als Brotaufstrich), Rapsöl und Ghee.

---

[13] Diese These habe ich nicht aufgestellt, ich hab es selbst nur gelesen und gebe auch keinerlei Garantie für medizinische Wirkungen dieses Gewürzes, darauf möchte ich hiermit noch einmal hinweisen. Welche Eigenschaften Kurkuma hat, kann im Internet selber recherchiert und erlesen werden.

Mit Butterkäse, Ziegen- und Schafsjoghurt oder -frischkäse in geringen Mengen verhält es sich bei mir ebenso. Außerdem sind sie nicht lange gereift, somit histaminarm und lassen sich, zumindest für mich, ganz gut mal zum überbacken oder anreichern von Soßen nehmen. Somit gibt es hin und wieder ein kleines geschmackliches Highlight. Als Alternative wäre ansonsten der Büffelmozzarella zu nennen.

Glutenfreie[14] Nudeln am besten immer nur für eine Mahlzeit kochen. Ich selbst hab in früheren Zeiten gern noch eine Portion mehr vorgekocht, um sie später aufzubraten. Bei den meisten glutenfreien geht dies aber nicht, da sie schnell hart werden.

Eine wunderbare „glutenfreie" Alternative zum morgendlichen Toast ist es, sich von einer größeren Süßkartoffel zwei Scheiben von nur wenigen Millimetern Stärke (etwas dünner als eine „normale" Toastscheibe) abzuschneiden und zu toasten. Ich habe sie für 20 Minuten bei 160 Grad in meinen Heißluftofen getan, nach der Hälfte der Zeit umgedreht und anschließend mit Rührei belegt. Interessant und wie ich finde, sehr lecker. Dies geht sicher auch in einem Mini-Backofen oder Toaster, müsste hierin aber sicher beobachtet werden.

---

[14] Auch hier auf die Inhaltsstoffe beim Kauf achten!

Bisher war es ja immer recht leicht, Suppen und Soßen mit einem fertigen Brühpulver zu würzen. Da diese oft Hefe und andere für uns unverträgliche Zutaten enthalten, bleibt da entweder nur der gänzliche Verzicht oder aber die Selbstherstellung einer Brühpaste. Sollten Sie vielleicht im Besitz eines Dörrapparates sein, dann könnten Sie sich Ihre verträglichen Gemüsesorten auch trocknen und anschließend mit Salz in einem Mixer zu einem Pulver verarbeiten. (Beispielrezepte im Anhang)

Pommes können aus Steckrüben, Süßkartoffeln und Kohlrabi gemacht werden. Allerdings haben sie jeweils alle eine völlig andere Konsistenz und unterscheiden sich absolut von herkömmlichen Kartoffelstiften. Eine auf jeden Fall interessante geschmackliche Erfahrung und wer sich von möglichst wenigen Kohlehydraten ernähren möchte, findet hier gute Alternativen und Abwechslung.

Frische Champignons dürften laut Liste[15] verträglich sein. Bitte vorsichtig ausprobieren. Bei mir gehen sie, aber wirklich nur dann, wenn ich sie am gleichen Tag kaufe und zubereite. Allerdings habe ich sie dann auch beim Händler bestellt und nehme keine Ware, die schon tagelang im Geschäft liegt. Pilze neigen nämlich dazu, schnell biogene Amine zu entwickeln.

Es gibt Paprikamark weitestgehend ohne Zusatzstoffe beim türkischen Gemüsehändler zu kaufen. Ich gebe die Marke (Öncü) als Link im Anhang ein. **Stand Februar 18**: Im Öncü ist jetzt E330 enthalten, das ist Zitronensäure, hergestellt aus Schimmelpilzen. Hier ist also nun auch Vorsicht geboten! Ich vertrage sie, weil es eben keine echte ist. Bitte ausprobieren, ansonsten auf anderes ausweichen oder selber herstellen (Rezept im KochTrotz-Buch 2)!

---

[15] KochTrotz-Verträglichkeitsliste im Anhang.

Für den „kleinen Hunger" greife ich zu Kuchenstücken, übrig gebliebenen gekochten Kartoffeln, weißer Reisschokolade[16], Äpfeln, Datteln oder Bio-Babygläschen (Obstbrei). Aber auch zu selbst gedörrtem Obst und Gemüse, wie Apfelringen, Zucchini- und Rote-Bete-Chips. Bei gekauften getrockneten Früchten bitte vorsichtig sein, hier auf mögliche Zusatzstoffe achten!

Wer sein Essen mit zur Arbeit nehmen muss, dem sei eine kleine Kühlbox empfohlen. Ich selbst hatte bisher zwar keine Probleme, wenn Kartoffeln und Gemüse länger als eine Mahlzeit standen. Es gibt aber auch Betroffene, die sehr empfindlich reagieren. Auf jeden Fall ist Vorsicht geboten bei tierischen Erzeugnissen. Hier immer nur frisch Verarbeitetes verzehren oder sofort in die Kühlung nach der Zubereitung bis hin zum hoffentlich recht baldigen Verbrauch.

Vor Kurzem war ich zu einer Party eingeladen, wo mir schon vorher mitgeteilt wurde, dass für alle Pizza bestellt wird. Da hab ich für mich Kürbisbrötchen[17] gebacken und eine Kräuterbutter zubereitet und mitgenommen. Es war super lecker, da mein Essen durch die mediterranen Kräuter ähnlich vom Geruch her war wie die Pizza der anderen und es mir ehrlich gesagt, nicht wirklich an etwas gefehlt hat. Das war meine erste Situation dieser Art nach meiner Diagnosestellung und ich war rundum zufrieden und satt.

---

[16] Link im Anhang

[17]   https://www.kochtrotz.de/rezepte/kuerbis-broetchen-hefefrei-glutenfrei-vollkorn-vegan/

Um möglichen Mangelerscheinungen vorzubeugen, nehme ich u.a. Himalaya-Salz zum Kochen. Auch eine Sole aus diesem Salz sorgt für eine gute Zuführung uns fehlender Mineralien: Ein Glas Wasser so lange mit Salz auffüllen und verrühren, bis sich keines mehr darin auflöst. Von diesem gesättigten Wasser täglich einen Teelöffel in ein weiteres Glas Wasser und über den Tag verteilt trinken. Außerdem empfehle ich die ärztliche Abklärung des körperlichen Mineralienhaushaltes.

Da wir als Mensch eine doch recht vielfältige Abwechslung gewohnt sind, kann es schon nach relativ kurzer Zeit vorkommen, dass uns die noch verbleibenden Nahrungsmittel bald über sind. So geht es zumindest mir und da bin ich an recht guten Tagen doch versucht, ein Gericht zu kochen, wo ich eigentlich weiß, dass ich da schneller oder überhaupt drauf reagieren könnte. Das heißt ja nicht, dass ich jetzt völlig unvernünftig esse. Nein, das nicht. Aber z.B. ein Fleischgericht mache ich dennoch so einmal die Woche. Dann eben halt viel Kurkuma dazu und in den nächsten Tagen so essen, dass sich das „Fass" wieder leeren kann.

Backrezepte werden Sie in diesem Ratgeber nicht finden. Ich nehme sie selber alle vom KochTrotz-Blog oder aus den KochTrotz-Büchern.

Mit dem Brotbelag ist es ja nun auch nicht so einfach. Wurst ist bei mir gar nicht drin, obwohl es immer mal wieder heißt, Kochschinken würde wohl gehen. Ich hab bisher noch keinen gefunden, der nicht gepökelt oder geräuchert ist. Mittlerweile gibt es ihn zwar nicht mehr nur vom Schwein, aber trotz allem habe ich eine enorme Empfindlichkeit gegenüber nicht so frischem Fleisch. Wenn ich denn mal ein Brot oder Brötchen belegen möchte, dann nehme ich dazu Rührei, einfach nur Kräuterbutter, Butter oder Kokosöl. Die Dips, die in meinen Rezepten aufgelistet sind, könnten auch gehen, wenn sie nicht zu flüssig sind. Oder aber Sie mischen sich (an einem „guten" Tag!) ganz einfach ein paar verträgliche Kräuter in einen Schafs- oder Ziegenjoghurt und nehmen diesen dann als Belag. Ich hab mir auch schon ein paar Scheiben Butterkäse auf die Brötchen getan, allerdings hab ich das, wie auch Schafs- oder Ziegenjoghurt, mal gut und dann auch mal gar nicht gut vertragen. Hier hat sich dann wieder gezeigt, dass doch nicht jeder Tag dem anderen gleicht.

Meine Rezepte, Hinweise und Erfahrungen sind keine Garantie dafür, dass sie für Sie verträglich sind! Bitte beachten Sie das, oft genug darauf hingewiesen habe ich ja bisher. Jeder ist anders und somit zeigt sich die Histaminintoleranz auch immer wieder mit anderen Facetten. Und nicht nur diese kann die Ursache für Ihre Symptome sein: vielleicht haben Sie ja noch weitere Allergien oder Intoleranzen.

Hinweise zu den Rezepten

Die Portionsangaben beziehen sich meist, aber nicht immer, auf eine Portion, da ich nur für mich allein koche. „Männerportionen" sollten angepasst werden.

TL = Teelöffel und EL = Esslöffel

Anstatt Butter zum Gemüse anbraten und ablöschen des Ganzen mit (laktosefreier) Milch oder Pflanzenmilch können für Ersteres auch Rapsöl und Kokosöl und für Letzteres Kokosmilch verwendet werden.

Wenn ich von einer Zucchini oder Möhre oder Paprika schreibe, dann meine ich größenmäßig nicht die kleinen schmalen, sondern die am herkömmlichsten angebotenen. Ich würde aber vorschlagen, dass die Menge individuell angepasst werden sollte, da jeder selber weiß, wie groß sein Hunger ist.

Die Gewürzangaben sind nicht ganz so genau, meist hab ich sie nur aufgelistet. Jeder weiß selber, wie viel Salz und Pfeffer er am Essen mag und kann sich diesbezüglich beim Würzen danach richten.

Kurkuma ist ziemlich oft „optional" vertreten. Ich mag es und gebe es bei fast jedem Essen hinzu, meist so einen knappen halben Teelöffel. Das muss jeder für sich entscheiden, ob er dieses Gewürz dabei haben möchte oder nicht.

Als Pflanzenmilch benutze ich selbstgekochte Reismilch[18], da sie ohne jegliche Zusätze ist. (Links dazu im Anhang)

---

[18] Bei gekaufter Reismilch unbedingt auf die Zusatzstoffe achten, oftmals ist Sonnenblumenöl enthalten!

Herkömmlicherweise wird ja oft Sahne verwandt, ich nehme dazu meine Reismilch, da sie dicker ist, als gekaufte. Manchmal nutze ich aber auch Reiscuisine[19] , dann aber nur in ganz kleinen Mengen, da sie laut Liste möglicherweise nicht so gut verträglich ist.

Ich habe meine Kochideen ein wenig in Kapitel sortiert, was natürlich nicht heißt, dass Sie sich da unbedingt dran halten müssen. Die Mittags- oder Abendrezepte sind selbstverständlich variabel und können ganz nach Ihrem Belieben ausgetauscht werden.

So manch ein weiterer Hinweis befindet sich in den Kochanleitungen. Bitte lesen Sie diese in Ihrem eigenen Interesse.

Die Rezepte für die Heißluftfritteusen können natürlich auch ohne diese zubereitet werden, entweder im Backofen oder in der Pfanne. Lobenswert erwähnen möchte ich hier allerdings, dass das Aroma der Bratkartoffeln und Zucchini-Nudeln aus der Tefal 2 in 1 sehr lecker und meiner Meinung nach mit einer Bratpfanne schwer zu toppen ist.

Die Rezeptideen für die Tefal 2 in 1 sind meist für 2 Portionen ausgelegt, sollten Sie für mehr kochen wollen, wird sich die Gesamtzeit verlängern, bitte beachten Sie dies.

Wichtig wäre außerdem zu erwähnen: meine Zeitangaben müssen mit Ihren nicht unbedingt übereinstimmen. Vielleicht mögen Sie das Gemüse bissfester oder weicher als ich. Eigene Vorlieben sollten berücksichtigt und beim Kochen somit eingebracht werden.

---

[19] Gibt es bei dm.

Beachtenswert meiner Meinung nach ist der Umstand, dass nicht jedes Teil eines Gemüses auch von gleicher Struktur sein muss. Ich selbst habe schon bei Sellerieschnitzeln oder Steckrüben-Pommes bemerkt, dass sie trotz gleicher Zubereitungszeit entweder schon längst oder überhaupt noch nicht gar sind.

Als Abwechslung zu dem doch recht häufig vorkommenden Reis in meinem Speiseplan gibt es ein eigenständiges Kapitel für Soßen und Dips.

Ich hab es zwar ständig in den Rezepten erwähnt, schreibe es aber hier noch einmal hinein:

o   Wer das türkische, im Anhang erwähnte Paprikamark (Öncü[20]) nimmt, sollte mit der Zugabe von Salz vorsichtiger sein, da dieses Mark schon gesalzen ist.

o   Paprikamark ist für Histaminintoleranzler ein Ersatz für Tomatenmark bzw. Ketchup. Allerdings kann das eine mit dem anderen überhaupt nicht verglichen werden. Das Mark der Paprika, egal ob selbst hergestellt oder fertig gekauft, ist nicht so süß und hat mitunter einen leicht bitteren Nachgeschmack.

o   Einige Rezepte werden mit Schafs- oder Ziegenjoghurt angereichert. Dies ist meiner Meinung nach auch nur zu empfehlen, wenn das „Fass" leer ist, es Ihnen also gut geht, da diese biogene Amine enthalten können. An den sogenannten „schlechten" Tagen verzichte ich komplett auf tierische Produkte.

---

[20] Unbedingt den Hinweis zu den Inhaltsstoffen des Öncü bei „Meine Erfahrungen" oder im Anhang lesen!

o   Laut Liste sollen Schafs- und Ziegenmilchprodukte auch Laktose enthalten. Es gibt allerdings Meinungen, die besagen, dem wäre nicht so. Also auch aus diesem Grund bitte nur vorsichtig und mit kleinen Mengen probieren.

o   Reiscuisine, wie schon weiter oben erwähnt, wegen seiner eventuellen Unverträglichkeit erst in kleinen Mengen austesten. Oder ganz auf die selbst herzustellende Reismilch zurückgreifen.

o   Büffelmozzarella ist von Natur aus laktosefrei[21]

---

[21] KochTrotz-Verträglichkeitsliste im Anhang.

Rezepte

Frühstück

Chia-Overnight[22]

Zutaten für 1 Portion:

2 EL Chia-Samen

1 EL Kokosraspel oder gemahlene Mandeln

2 getrocknete Datteln

200 g (laktosefreie) Milch oder Pflanzenmilch

1 Apfel oder 1 Pfirsich oder eine halbe Mango oder Heidelbeeren (je nach Verträglichkeit und/oder Vorlieben)

etwas Wasser

Zubereitung:

Am Vorabend die Datteln klein schneiden,

dann mit dem Chia-Samen, den Kokosraspeln oder Mandeln verrühren, die Milch zugeben und alles noch einmal gut vermischen, am besten in einem Glas mit Schraubdeckel und dann über Nacht stehen lassen (gern auch im Kühlschrank).

Am Morgen dann das Obst mit ein wenig Wasser im Mixer pürieren.

Erst den gequollenen Brei aus dem Glas auf einen tiefen Teller geben und anschließend das pürierte Obst darüber verteilen.

---

[22] Über Nacht.

Variante:

Das Obst kann auch gern in Stücken zum Frühstück gegeben werden, so gibt's noch was zu kauen.

Für „oben drüber" könnten aber auch ein Bio-Babygläschen mit verträglichem Obstbrei oder einige EL Apfelmus oder Apfel-Mango-Mark genommen werden.

Es könnte auch nur 1 EL Chiasamen verwendet und die noch fehlende Menge mit 3 EL (glutenfreien) Haferflocken oder Hirseflocken ergänzt werden.

Rührei

Zutaten für 1 Portion:

ca. ¼ Zucchini

1 kleine oder ½ Lauchzwiebel

2 – 3 Eigelb

etwas (laktosefreie) Milch oder Pflanzenmilch

weißer Pfeffer

Salz

Messerspitze Kurkuma (optional)

Butter

Brot

Kräuterbutter (aus dem Rezeptteil)

Zubereitung:

Die Butter in der Pfanne auslassen,

die Zucchini in kleinste Stückchen schneiden und leicht anbraten,

Lauchzwiebel in zarte Ringe schneiden und dazu geben,

das Eigelb drüber und einen Schuss Milch und die Gewürze dazu, schön verrühren.

Schmeckt gut auf Brot, dieses vorher mit Kräuterbutter bestreichen. Durch die Milch wird das Rührei zwar etwas gestreckt, ist aber dafür auch schön weich und fluffig.

Variante:

Mit einer halben Zucchini und diese in größere Stücke geschnitten und ohne Milch am Ei, kann dieses Rezept leicht abgewandelt werden. Da passt dann das Brot eben dazu und nicht mehr drunter, oder aber etwas Reis vom Vortag.

ODER

Wer die Verträglichkeit mit frischen Champignons schon probiert hat, kann auch diese gern in einem Rührei unterbringen. Entweder 2 große oder 5 kleine in Scheiben schneiden und an Stelle der Zucchini leicht anbraten.

Kleine Gemüsepfanne

<u>Zutaten für 1 Portion:</u>

½ Zucchini

1 kleine Spitzpaprika

1 Lauchzwiebel (optional)

2 Eigelb (optional)

weißer Pfeffer

Salz

Messerspitze Kurkuma (optional)

Butter

<u>Zubereitung:</u>

Butter in der Pfanne auslassen,

Zucchini und Paprika klein schneiden, in die Pfanne geben und sanft anbraten.

Die Gewürze nach eigenem Geschmack drüber streuen.

Wer mag, kann jetzt die optionalen Zutaten und/oder das Ei dazu geben.

Jetzt alles verrühren, bis das Ei stockt.

Diese Pfanne kann auch gern mit übrig gebliebenem gekochtem Gemüse vom Vortag zubereitet werden.
Mit Reis als Beilage wäre es eine vollwertige Mahlzeit zum Mittag oder Abend.

Mittag

Seelachspfanne

Zutaten für 1 Portion:

1 Spitzpaprika

1 Stück gefrorener Seelachs (ohne Panade)

1 Lauchzwiebel

weißer Pfeffer

Salz

Messerspitze Kurkuma (optional)

Butter

Zubereitung:

Den Fisch im Wasserbad oder in der Heißluftfritteuse auftauen,

Paprika in kleine Stücken schneiden,

Butter in der Pfanne schmelzen, Paprika dazu und schon etwas anbraten.

Den Seelachs dazu, mit anbraten und dabei zerstückeln.

Die Lauchzwiebel in Ringe schneiden, dazu geben,

mit Salz und Pfeffer und wer mag, Kurkuma, würzen.

Quark

Zutaten für 1 Portion:

200 – 250 g (laktosefreien) Quark oder Schafs- oder Ziegenjoghurt oder -quark

(laktosefreie) Milch oder Pflanzenmilch

1 Lauchzwiebel und/oder verträgliche Kräuter (z.B. Bärlauch, Basilikum[23] , vorsichtig probieren)

optional: Leinöl (bitte unbedingt Verträglichkeit prüfen, erst mal nur wenig nehmen)

Salz

Zubereitung:

Lauchzwiebel und die möglichen Kräuter klein schneiden,

Quark und Milch verrühren bis zur gewünschten Sämigkeit.

Zwiebel und die eventuellen Kräuter unterrühren,

zu gekochten Kartoffeln servieren, eventuell das Leinöl und etwas Salz drüber.

---

[23] Laut KochTrotz-Verträglichkeitsliste müssten sie gehen, bitte vorsichtig ausprobieren.

Gemüsenudeln

Zutaten für 1 Portion:

1 Kohlrabi und 1 dicke Möhre ODER

1 mittlere Zucchini und 1 dicke Möhre ODER

1 Rote Beete (in der Größe eines Kohlrabi) und 1 dicke Möhre

Salz (bitte etwas mehr salzen, als z.B. bei Kartoffeln, da das Gemüse nur kurze Zeit im Wasser verbringt)

Zubereitung:

Das Gemüse mit einem Sparschäler oder einem Spiralschneider in Nudelform bringen.

Topf mit reichlich Wasser und dem Salz zum Kochen bringen,

Gemüsenudeln in den Topf geben, kurz aufkochen lassen und beobachten, bis sie glasig werden (dauert nur wenige Minuten).

Sie sind nicht so „wässrig", wenn sie noch einmal aufgebraten werden. Entweder in einer Pfanne oder aber in der Heißluftfritteuse Tefal 2 in 1. Zucchini-Nudeln könnten allerdings direkt in letzterem Gerät zubereitet werden, ohne vorher in den Topf zu müssen.

Kartoffelbrei

Zutaten für 1 Portion:

ca. 250 bis 300 g Kartoffeln

½ Lauchzwiebel

etwas (laktosefreie) Milch oder Pflanzenmilch

Salz

Butter

Zubereitung:

Kartoffeln schälen, stückeln, salzen, gar kochen.

Lauchzwiebel in Ringe schneiden und in Butter andünsten,

Kartoffeln abgießen, quetschen, Milch, Butter und Zwiebeln dran und verrühren.

Es können auch Möhren, Süßkartoffeln und/oder Kürbis anstatt nur Kartoffeln genommen werden. Geschmackliche Vielfalt lässt hier grüßen.

Kaiserschoten-Pfanne

<u>Zutaten für 1 Portion:</u>

100 g Kaiserschoten

1 Lauchzwiebel (optional)

1 Hand voll geschälte oder gehackte Mandeln

80 bis 100 ml Reiscuisine oder selbstgemachte Reismilch (oder Kokosmilch, davon aber weniger und ausprobieren)

1 bis 2 EL Kokosöl zum Anbraten

weißer Pfeffer

Salz

Kurkuma (optional)

<u>Zubereitung:</u>

Kokosöl in einer Pfanne auslassen,

Kaiserschoten in kleine mundgerechte Stücke schneiden und in die Pfanne geben,

Mandeln dazu und einige Minuten bei kleiner Flamme anbraten.

Wer mag, kann jetzt noch die in feine Ringe geschnittene Lauchzwiebel dazu geben.

Würzen, immer mal wieder rühren,

mit der Reismilch oder Kochsahne ablöschen und noch einige Minuten köcheln lassen.

Die Kaiserschoten brauchen nicht lange, um gar zu werden. Hier sollte für sich entschieden werden, wie lange sie im Kokosöl dünsten und in der Milch köcheln. Immer mal wieder probieren und schauen, wann sie die gewünschte „Bissfestigkeit" erreicht haben.

Hierzu passen sehr gut Reis oder Kartoffelbrei. Es ist auch ein für den Abend geeignetes Gericht.

Achtung: Reiscuisine erst auf Verträglichkeit prüfen!

Hackfleischpfanne

<u>Zutaten für 1 Portion:</u>

125 g frisches Hackfleisch

ca. 30 - 50 g Zucchini

ca. 30 - 50 g Möhre

1 Lauchzwiebel

4 TL Paprikamark[24]

etwas (laktosefreie) Milch oder Pflanzenmilch oder Kokosmilch

weißer Pfeffer

Salz

optional: Oregano und eine Messerspitze Kurkuma

Rapsöl

<u>Zubereitung:</u>

Hackfleisch in Rapsöl anbraten und dabei zerkrümeln,

Zucchini und Möhre raspeln und dazu geben,

Lauchzwiebel in kleine Ringe schneiden und ebenfalls dazu geben.

Das Ganze mit Pfeffer, Salz und wer mag, Oregano und Kurkuma, nach Geschmack würzen.

---

[24] Unbedingt den Hinweis zu den Inhaltsstoffen des Öncü bei „Meine Erfahrungen" oder im Anhang lesen!

Zum Schluss Paprikamark in die Pfanne geben, etwas Milch zum Verdünnen dazu, verrühren, bis eine schöne Sämigkeit entsteht.

Sie können auch gefrorenes Hackfleisch nehmen, dann kurz im heißen Wasserbad oder in der Heißluftfritteuse auftauen und gleich verwenden.

Hierzu passen gut (glutenfreie) Nudeln, Reis oder Gemüsenudeln. Bei letzteren verzichte ich allerdings auf Zucchini und Möhre in der Soße.

Aufgepasst: Wer das türkische Paprikamark (siehe Anhang) nimmt, sollte mit dem Salz etwas vorsichtiger sein!

Kokos-Puten-Geschnetzeltes

<u>Zutaten für 1 Portion:</u>

125 g Putengeschnetzeltes (frisch oder gefroren)

1 kleinere Möhre

das Weiße von 1 bis 2 Lauchzwiebeln

150 ml Kokosmilch

2 EL Kürbismus

2 EL Kokosöl oder Rapsöl

weißer Pfeffer

Salz

Kurkuma (optional)

<u>Zubereitung:</u>

Öl in die heiße Pfanne geben und dann das Fleisch kurz und scharf darin anbraten.

Erst die in dünne Scheiben geschnittene Möhre

und dann die in Ringe geschnittenen Lauchzwiebeln dazu geben.

Nun noch würzen, verrühren

und mit der Kokosmilch das Ganze ablöschen, nochmals umrühren, Deckel drauf und ca. 15 Minuten auf kleiner Flamme köcheln lassen.

Ist das Fleisch durch, dann das Kürbismus hinzugeben, verrühren und ohne Deckel noch einen Moment köcheln lassen.

Statt einer Möhre kann auch anderes verträgliches Gemüse verwendet werden.

Hier passen Reis oder Kartoffelbrei gut dazu.

Die Zubereitung von selbstgemachter Kokosmilch finden Sie im Anhang.

Kürbismus ist ganz leicht selber herzustellen: Hokkaidokürbis teilen, die Kerne raus und dann auf die Schnittflächen in den Backofen legen. 180 Grad, 40 Minuten. Ist der Kürbis dann abgekühlt, die Haut abziehen, das Kürbisfleisch pürieren und fertig. Es kann auch sehr gut portionsweise eingefroren werden, z. B. 2 x 2 EL in einem Becher.

Das reicht dann entweder für ein 2 Portionen-Gericht oder aber wie in meinem Fall: ich bereite mir zum Mittag dieses Rezept und Reis für 2 Mahlzeiten zu. Zum Abend koche ich mir nur die Kürbis-Joghurt-Soße und erwärme den restlichen Reis.

Wer sich diese Arbeit nicht machen möchte oder die Kürbiszeit verpasst hat, um sich Vorräte einzufrieren, der kann auch Babygläschen nehmen.

Frikadellen

Zutaten (ohne Portionsangabe):

500 g frisches Hackfleisch (Rind oder Pute)

2 Lauchzwiebeln

1 TL Salz (bei Verwendung von türkischem Paprikamark) oder 1 ½ TL Salz (bei normalem oder gar keinem Paprikamark)

½ TL Kurkuma

etwas weißer Pfeffer

1 EL Paprikamark (optional)

2 Eigelb (optional)

Zubereitung:

Lauchzwiebel in feine Ringe schneiden,

alle Zutaten in eine Schüssel geben und miteinander verrühren, abschmecken, eventuell noch etwas nachsalzen.

Dies ist das Grundrezept zur Weiterverarbeitung von z.B.:

ca. 35 kleinen Hackbällchen

ca. 4 Portionen gefüllter Paprikaschoten (Rezept der Schoten ist für 2 Portionen ausgelegt)

ca. 8 Frikadellen

Da ich als Einzelperson nicht gleich 500 g Hackfleisch mit einem Mal verzehre, bereite ich diese Menge nach dem o.g. Rezept zu und portioniere mir die Masse nach Wunsch und friere sie ein. Im Wasserbad oder der Heißluftfritteuse geht das Auftauen recht schnell und ich grenze die Histaminbildung stark ein. Eingefrorene vorgefertigte Frikadellen oder kleine Hackbällchen können auch, wenn kein Heißluftofen vorhanden, gleich so in die Pfanne gegeben werden, nur sollten Sie dann darauf achten, dass es ordentlich spritzt.

Ich bevorzuge immer mehr das Putenhackfleisch, da Rindfleisch über mehrere Tage „abhängen" muss und mir somit nicht mehr frisch genug ist.

Achtung! Unbedingt den Hinweis zu den Inhaltsstoffen des Paprikamark „Öncü" bei „Meine Erfahrungen" oder im Anhang lesen!

Mittag - Heißluftfritteuse, 2 in 1 oder Backofen

Bratkartoffeln (2 in 1)

Zutaten für 2 Portionen:

600 g geschälte Kartoffeln

1 Messlöffel Rapsöl (Löffel liegt dem Gerät bei)

1 TL Salz

die weißen und festen Teile von 2 bis 4 Lauchzwiebeln (optional)

Zubereitung:

Kartoffeln schälen und in „Bratkartoffel-Größe" schneiden,

roh in den Garbehälter geben,

Öl und Salz darüber verteilen,

Deckel schließen, 25 Minuten als Gesamtzeit einstellen und starten.

Wer mag, kann die weißen Teile der Lauchzwiebeln in Ringe schneiden und nach ca. 20 Minuten dazu geben.

Das ist die einfachste Variante, super leckere Bratkartoffeln zuzubereiten. Auch ohne Zwiebeln sind sie wunderbar durch das Röstaroma. Und eine gute Abwechslung, falls Sie die Kartoffel-Reis-Diät machen. Sie gelingen mir immer, egal, welche Sorte Kartoffeln ich verwende. Allerdings muss ich auch dazu sagen, ich gebe sie so wie sie sind, gleich nach dem Schälen in den Garbehälter. Wer sie erst noch waschen möchte, sollte sie gut abtrocknen. Und wem sie noch nicht kross genug sind, der gibt einfach noch ein paar Minuten dazu.

Dies sind die Zeiten, wenn Sie gleichzeitig zu den Bratkartoffeln in der Tefal 2 in 1 noch Fleisch oder Fisch garen möchten:

Bratkartoffeln mit Tiefkühl-Seelachs:

Die Zubereitung des Fisches finden Sie unter „Möhren-Kartoffeln mit Seelachs".

Gesamtzeit[25] 30 Minuten, Taste 2 in 1: Fisch (3. Position) 8 Minuten (eventuell auf 10 erhöhen)

Bratkartoffeln mit Frikadellen:

Gesamtzeit 37 Minuten, Taste 2 in 1: Fleisch (2. Position) Zeit auf 15 Minuten einstellen (nach 8 Minuten den Deckel öffnen und die Frikadellen umdrehen)

Bratkartoffeln mit kleinen Hackbällchen (Minifrikadellen):

Gesamtzeit 32 Minuten, Taste 2 in 1: Fleisch (2. Position) 10 Minuten

---

[25] Die genaue Erklärung dazu finden Sie in der Betriebsanleitung des Gerätes.

Bratkartoffeln mit Paprika und Kaiserschoten (2 in 1)

Zutaten für 2 Portionen:

650 g geschälte Kartoffeln

2 bis 3 Spitzpaprika

100 g Kaiserschoten

1 bis 1 ½ EL Kokosöl

1 TL und ½ TL Salz

Zubereitung:

Kartoffeln schälen und in „Bratkartoffel-Größe" schneiden,

in den Garbehälter der 2 in 1 geben,

Kokosöl und 1 TL Salz darüber verteilen,

Deckel schließen, 20 Minuten einstellen und starten.

Nun die Paprika und die Kaiserschoten in kleine Stücke schneiden,

nach Ablauf der 20 Minuten Deckel öffnen, das Gemüse zu den Kartoffeln geben, den ½ TL Salz dazu, das Gerät auf 10 Minuten einstellen und starten.

Das Gericht kann so gegessen werden oder als Beilage (für 3 Personen) dienen.

Möhren-Kartoffeln mit Seelachs (2 in 1)

<u>Zutaten für 2 Portionen:</u>

400 bis 500 g Möhren

400 g geschälte Kartoffeln

2 EL Kokosöl

1 ½ TL Salz

etwas getrockneten Thymian (optional)

4 Stücke Tiefkühl-Seelachs

weißer Pfeffer

Salz

Kurkuma (optional)

1 ½ EL Rapsöl

<u>Zubereitung:</u>

Kartoffeln schälen und in „Bratkartoffel-Größe" schneiden,

Möhren schälen und in dünne feine Scheiben schneiden, zusammen mit den Kartoffeln in den Garbehälter geben.

Kokosöl und 1 ½ TL Salz darüber verteilen,

Deckel schließen, 33 Minuten Gesamtzeit einstellen, die „2 in 1"-Taste „Fisch" (8 Minuten sind da schon voreingestellt) drücken und starten.

Wenn Sie mögen, können Sie nach ca. 20 Minuten den Deckel einfach öffnen und den Thymian über die Kartoffeln geben.

Insgesamt haben Sie 25 Minuten Zeit, den Seelachs zu würzen und auf die Grillplatte zu legen.

Dazu geben Sie die Gewürze in das Rapsöl und verrühren sie, dann den Fisch damit einpinseln.

Nach den 25 Minuten stellt sich die Heißluftfritteuse aus und Sie können nun die Grillplatte mit den Fischstücken einsetzen, Deckel schließen und die Starttaste drücken.

Die Zeit kann im Ganzen etwas variieren: das liegt möglicherweise an der Kartoffelsorte oder der Stärke der Fische. Ich schaue immer, wie dick diese sind und entscheide mich dann, ob ich insgesamt nur dickere oder nur dünnere Stücke nehme. Bei Letzteren reicht dann auch schon eine Zeit von 6 oder 7 Minuten aus.

Die Möhren können den Kartoffeln gegenüber schon etwas bissfester sein, aber das Aroma insgesamt ist wunderbar.

Sollten Sie den Fisch einfach weglassen wollen, ist das auch kein Problem. Hier würde ich dann empfehlen, die Kartoffeln und Möhren insgesamt 30 Minuten zu garen.

Zu diesem Gericht passt auch wunderbar einer der beiden Dips I und II.

Zucchini-Nudeln (2 in 1)

<u>Zutaten für 2 Portionen:</u>

2 ca. 20 bis 25 cm lange Zucchini mit einem Durchmesser von ca. 6 bis 8 cm

1 Messlöffel Rapsöl (Löffel liegt dem Gerät bei)

1 TL Salz

<u>Zubereitung:</u>

Das Gemüse mit einem Sparschäler oder einem Spiralschneider in Nudelform bringen und in den Garbehälter geben,

Rapsöl und Salz über das Gemüse geben,

Deckel schließen, 16 Minuten einstellen, Starttaste drücken.

Eventuell nach Ende dieser Zeit noch einige Minuten dazu geben, wenn die Nudeln noch nicht ganz gar sind.

Auf diese Art und Weise werden die Nudeln aromatischer, als wenn sie nur im Salzwasser zubereitet werden.

Dies sind die Zeiten, wenn Sie gleichzeitig zu den Zucchini-Nudeln in der Tefal 2 in 1 noch Fleisch oder Fisch garen möchten:

Zucchini-Nudeln mit Tiefkühl-Seelachs:

Die Zubereitung des Fisches finden Sie unter „Möhren-Kartoffeln mit Seelachs"

Gesamtzeit[26] 23 Minuten, Taste 2 in 1: Fisch (3. Position) 8 Minuten (eventuell auf 10 erhöhen)

Zucchini-Nudeln mit Frikadellen:

Gesamtzeit 30 Minuten, Taste 2 in 1: Fleisch (2. Position) Zeit auf 15 Minuten einstellen (nach 8 Minuten den Deckel öffnen und die Frikadellen umdrehen)

Zucchini-Nudeln mit kleinen Hackbällchen (Minifrikadellen):

Gesamtzeit 25 Minuten, Taste 2 in 1: Fleisch (2. Position) 10 Minuten

---

[26] Die genaue Erklärung dazu finden Sie in der Betriebsanleitung des Gerätes.

Steckrüben-Pommes (2 in 1)

Zutaten für 2 Portionen:

800 g geschälte Steckrübe

1 Messlöffel Rapsöl (Löffel liegt dem Gerät bei)

1,5 TL Salz

Zubereitung:

Steckrübe am besten in Scheiben schneiden und dann schälen (davon dann ca. 800 g),

in Stifte schneiden und dann in den Garbehälter geben,

Öl und Salz darüber verteilen,

Deckel schließen, 30 Minuten eingeben und das Gerät starten.

Eventuell nach Ende dieser Zeit noch weitere 5 Minuten dazu geben, wenn die Pommes noch nicht ganz gar sind.

Die Pommes können auch in anderen Heißluftfritteusen zubereitet werden, ich habe es bisher nur in der Tefal 2 in 1 ausprobiert. Als Anhaltspunkt für die Temperatur: 160 Grad und dann eben die 30 Minuten und immer schön beobachten.

Hierzu passen gut die beiden Dips I oder II.

Dies sind die Zeiten, wenn Sie gleichzeitig zu den Pommes in der Tefal 2 in 1 noch Fleisch oder Fisch garen möchten:

Steckrübe mit Tiefkühl-Seelachs:

Die Zubereitung des Fisches finden Sie unter „Möhren-Kartoffeln mit Seelachs"

Gesamtzeit[27] 35 bis 37 Minuten, Taste 2 in 1: Fisch (3. Position) 8 Minuten (eventuell auf 10 erhöhen)

Steckrübe mit Frikadellen:

Gesamtzeit 40 Minuten, Taste 2 in 1: Fleisch (2. Position) Zeit auf 15 Minuten einstellen (nach 8 Minuten den Deckel öffnen und die Frikadellen umdrehen)

Steckrübe mit kleinen Hackbällchen (Minifrikadellen):

Gesamtzeit 35 Minuten, Taste 2 in 1: Fleisch (2. Position) 10 Minuten

---

[27] Die genaue Erklärung dazu finden Sie in der Betriebsanleitung des Gerätes.

Süßkartoffelgemüse (2 in 1)

<u>Zutaten für 2 Portionen:</u>

600 g geschälte Süßkartoffeln

2 EL Kokosöl

1 TL Salz

2 Spitzpaprika

das Weiße und Feste von 3 bis 4 Lauchzwiebeln

½ (von einer größeren) bis 1 Zucchini (von einer kleineren)

½ TL Salz

ca. 350 ml selbstgemachte oder eine 400 ml-Dose Kokosmilch

2 EL Paprikamark[28]

½ TL Kurkuma

<u>Zubereitung:</u>

Süßkartoffeln schälen, in „Bratkartoffelgröße" schneiden und in den Garbehälter geben,

Kokosöl und 1 TL Salz darüber verteilen,

Deckel schließen, 12 Minuten einstellen und starten.

Paprika säubern und würfeln.

---

[28] Unbedingt den Hinweis zu den Inhaltsstoffen des Öncü bei „Meine Erfahrungen" oder im Anhang lesen!

Hat sich das Gerät nach den 12 Minuten ausgeschaltet, Deckel öffnen, Paprika in den Garbehälter geben und die Zeit auf 4 Minuten einstellen und starten.

Zucchini in Scheiben schneiden und diese dann noch einmal vierteln,

Lauchzwiebeln in Ringe schneiden.

Nach den 4 Minuten Deckel wieder öffnen, Zucchini, Zwiebeln und einen weiteren halben Teelöffel Salz in den Garbehälter geben und die Zeit auf 6 Minuten einstellen und starten.

In der Zwischenzeit in einem kleinen Topf Kokosmilch, Paprikamark und Kurkuma erhitzen, bis sich das Mark unter Rühren ganz gut aufgelöst hat.

Sind die 6 Minuten um, die Soße in den Garbehälter geben und das Gemüse für weitere 5 Minuten drehen lassen.

Ich bevorzuge selbstgemachte Kokosmilch (Link im Anhang) und komme mit der Mengenangabe von 350 ml ganz gut zurecht. Wer allerdings eine Dose nehmen möchte, der kann natürlich auch die kompletten 400 ml verwenden und muss keinen Rest übrig lassen.

Überbackene Zucchinischeiben

Zutaten für 1 Portion:

6 bis 8 Scheiben, ca. 5 bis 7 mm dick geschnitten, von einer größeren Zucchini

das Grüne einer Lauchzwiebel

weißer Pfeffer

Salz

1 Büffelmozzarella (ist laktosefrei) oder 3 Scheiben Butterkäse oder junger Gouda

optional: Schafs- oder Ziegenjoghurt, (laktosefreier) Frischkäse, Paprikamark (bei Öncü Vorsicht, Anhang lesen!)

Zubereitung:

Die Zucchinischeiben in den Backofen (oder die Heißluftfritteuse oder Mini-Backofen) geben und bei ca. 180 Grad 7 Minuten garen.

Dann umdrehen, mit etwas Rapsöl bepinseln, die Gewürze drüber und weitere 5 Minuten garen.

Wer mag, kann die Scheiben nun mit Schafs-oder Ziegenjoghurt oder Frischkäse oder Paprikamark einstreichen.

Jetzt noch Lauch und Käse drüber und ein paar Minuten im noch heißen Ofen belassen, bis der Käse zerlaufen ist. (eventuell noch mal für 1 bis 2 Minuten anstellen)

In der Pfanne sind die Scheiben natürlich auch zuzubereiten, allerdings gilt dann die Zeitangabe nicht.
Dazu passen Reis oder Kartoffelbrei.

Gefüllte Paprikaschoten

Zutaten für 2 Portionen:

3 Spitzpaprika (nicht zu große, damit sie auch alle in die möglicherweise verwendeten Heißluftfritteusen passen)

Hälfte der Zutaten des „Frikadellen"-Rezeptes

Zubereitung:

Das Fleisch nach dem „Frikadellen"-Rezept mit den angegebenen Zutaten verrühren.

Paprika längs halbieren, säubern und mit der Fleischmasse befüllen,

in den Ofen oder die Heißluftfritteuse schieben.

Backofen:

Vorheizen

und bei 160 Grad 20 Minuten backen.

Durandal-Heißluftofen:

Rost hoch, schwarze Pfanne drauf und die Paprikaschoten hinein legen

und bei 160 Grad 20 Minuten backen.

Nach insgesamt 18 Minuten schauen, ob sie nicht vielleicht doch schon gar sind, dies kann durchaus so sein, wenn die Schoten recht flach und nicht so stark befüllt sind.

<u>Tefal 2 in 1:</u>

Paprikaschoten auf die Grillplatte legen und die Zeit eingeben,

nach 15 Minuten immer mal wieder schauen, ob sie nicht schon gar sind, da sie durch die Grillplatte recht nah am Gebläse sind.

Gefüllte vegetarische Paprikaschoten

3 Spitzpaprika (nicht zu große, damit sie auch alle in die möglicherweise verwendeten Heißluftfritteusen passen)

20 dünne Scheiben einer im Durchmesser 5 – 6 cm starken Zucchini

2 gehäufte EL Mandelsplitter

2 Portionen der Soße „Dip III"

optional: etwas Mozzarella-Streukäse (ist nicht laktosefrei) oder einige Scheiben Büffelmozzarella

Zubereitung:

Zuerst die Soße fertigstellen und dabei bitte unbedingt folgende Dinge beachten:

Nur das Weiße und Feste der Lauchzwiebeln verwenden und aufgrund der geringeren Menge durch das fehlende grüne Lauch die Anzahl verdoppeln, also pro Portion 2 anstatt 1 Zwiebel.

Zwiebel nur ganz kurz anbraten,

nur wenig Milch einrühren, damit die Soße nicht zu flüssig wird.

Die Mandelsplitter in die noch heiße Soße einrühren und dann beiseite stellen.

Dann wie folgt fortfahren:

Paprika längs halbieren und säubern,

Zucchini in kleinste Würfel schneiden und in die schon abgekühlte Soße einrühren.

Paprika mit der Soße befüllen,

in den Ofen oder die Heißluftfritteuse schieben.

Backofen:

Vorheizen und bei 160 Grad 20 Minuten backen.

Wer mag, kann nach ca. 15 Min. Backzeit Käse drüber streuen.

Durandal-Heißluftofen:

Rost hoch, schwarze Pfanne drauf und die Paprikaschoten hinein legen,

bei 160 Grad 20 Minuten backen.

Wer mag, kann nach ca. 15 Min. Backzeit Käse drüber streuen.

Nach insgesamt 18 Minuten schauen, ob sie nicht vielleicht doch schon gar sind, dies kann durchaus so sein, wenn die Schoten recht flach und nicht so stark befüllt sind.

Tefal 2 in 1:

Paprikaschoten auf die Grillplatte legen und die Zeit eingeben.

Wer mag, kann nach ca. 13 Min. Backzeit Käse drüber streuen.

Nach 15 Minuten immer mal wieder schauen, ob sie nicht schon gar sind, da sie durch die Grillplatte recht nah am Gebläse sind.

Vegetarische Lasagne

<u>Zutaten für 2 Portionen:</u>

500 g Blumenkohl-Röschen (frisch oder gefroren)

300 g geschälte Süßkartoffeln

3 Portionen der Soße „Dip III"

etwas Mozzarella-Streukäse (ist nicht laktosefrei) oder einige Scheiben Büffelmozzarella

<u>Zubereitung:</u>

Die frischen Blumenkohlröschen in ganz kleine Teile schneiden und entweder in einem Dampfgargerät oder in einem Topf mit Salzwasser 15 Minuten bissfest garen

ODER

die gefrorenen Röschen 15 Minuten wie o.g. zubereiten und dann noch etwas zerkleinern.

In der Zwischenzeit die Soße fertigstellen und dabei bitte unbedingt folgende Dinge beachten:

Nur das Weiße und Feste der Lauchzwiebeln verwenden und aufgrund der geringeren Menge durch das fehlende grüne Lauch die Anzahl verdoppeln, also pro Portion 2 anstatt 1 Zwiebel.

Zwiebel nur ganz kurz anbraten,

gut würzen, damit das Gemüse später nicht zu fad schmeckt.

Nun noch die Süßkartoffeln in dünne Scheiben von nicht mehr als 3 mm schneiden, da sie als Lasagneplatten verwendet werden.

In einer kleinen Auflaufform, die für ca. 2 Portionen ausgelegt ist, schichten wir nun Soße und Gemüse: 1. Soße, 2. Blumenkohl, 3. Süßkartoffeln, 4. Soße, 5. Blumenkohl, 6. Süßkartoffeln, 7. Soße

Den Backofen auf 180 Grad vorheizen und die Lasagne für 50 Minuten backen.

Empfehlenswert: die Lasagne mit Backpapier umwickeln (geht sonst fliegen) oder Alufolie abdecken, damit die Soße nicht zu sehr austrocknet.

Nach ca. 30 Minuten die Abdeckung abnehmen und entweder den (nicht laktosefreien) Mozzarella darüber streuen oder den in Scheiben geschnittenen Büffelmozzarella darauf legen.

Je dünner die Süßkartoffelscheiben geschnitten sind, umso eher sind sie gar. Es kann auch sein, dass einige Scheiben schon weich sind und andere noch bissfest. Wenn Sie das nicht so mögen, dann lassen Sie die Lasagne vielleicht noch ein paar Minuten länger im Ofen.

Der Blumenkohl kann durch Brokkoli und die Süßkartoffeln können durch längs geschnittene Zucchiniescheiben ersetzt werden. In letzterem Fall verringert sich die Backzeit allerdings um 10 bis 15 Minuten. Hier empfiehlt sich, dass Sie immer mal wieder eine Stichprobe machen.

Kartoffel-Fenchel-Auflauf

Zutaten für 2 Portionen:

500 g geschälte Kartoffeln

ca. 250 – 300 g Fenchel

½ mittlere Zucchini

das Weiße und Feste von 3 – 4 Lauchzwiebeln

1 Büffelmozzarella

1 EL Paprikamark (Vorsicht bei Öncü, Anhang lesen!)

ca. 150 ml Milch

etwas Butter

Kräuterbutter (aus dem Rezeptteil)

weißer Pfeffer

Salz

Kurkuma (optional)

Zubereitung:

Kartoffeln schälen, in „Bratkartoffel"-Größe schneiden,

Fenchel säubern, würfeln und gemeinsam mit den Kartoffeln entweder in einem Dampfgargerät oder in einem Topf mit Salzwasser 15 Minuten bissfest garen.

In der Zwischenzeit die Zucchini in Miniwürfel zerkleinern, die Lauchzwiebeln in feine Ringe schneiden und gemeinsam in einer Pfanne mit ausgelassener Butter kurz andünsten.

Die Gewürze hinzugeben, verrühren,

Paprikamark und Milch ebenfalls dazu und einrühren, bis eine schöne Sämigkeit entsteht.

Das fertig gegarte Gemüse in eine kleinere, für 2 Portionen ausgelegte Auflaufform geben und schön mischen.

Die Soße darüber verteilen und einsinken lassen, eventuell noch mal kurz und vorsichtig alles durchrühren.

Backofen:

Vorheizen und bei 160 Grad insgesamt 25 Minuten backen.

Nach 10 Minuten: Kräuterbutter großzügig über dem Gemüse verteilen,

nach weiteren 5 Minuten: den in Scheiben geschnittenen Büffelmozzarella über den Auflauf geben und noch die restlichen 10 Minuten im Ofen lassen.

Durandal-Heißluftofen:

Achtung: dieser kann nur verwendet werden, wenn die Auflaufform größenmäßig hineinpasst! Ich hab eine runde Glasform (23 cm Durchmesser von der Fa. Simax) und die Griffe sind nach innen eingearbeitet.

Rost niedrig, 160 Grad, 10 Minuten, dann die Kräuterbutter großzügig über dem Gemüse verteilen

160 Grad, 5 Minuten, dann den in Scheiben geschnittenen Büffelmozzarella über den Auflauf geben

160 Grad, 10 Minuten

Aufgepasst: Wer das türkische Paprikamark (siehe Anhang) nimmt, sollte mit dem Salz etwas vorsichtiger sein!

Abend

Sellerieschnitzel

Zutaten für 1 unpanierte Portion:

2 kleinere und 3 größere Scheiben Sellerie

Salz

weißer Pfeffer (optional)

Rapsöl

Zutaten für 1 panierte Portion:

wie „unpaniert"

Mais-Paniermehl (glutenfrei) oder Dinkel-Paniermehl (glutenhaltig)

2 bis 3 Eigelb

Zubereitung der unpanierten Variante:

Die Selleriescheiben schälen,

Öl in der Pfanne erhitzen und die Scheiben hineinlegen, von beiden Seiten wenige Minuten braten.

Liegen die Schnitzel auf der zweiten Seite, können sie nun gewürzt werden.

<u>Zubereitung der panierten Variante:</u>

Eigelb auf einen Teller geben und das gewünschte Paniermehl mit den Gewürzen verrühren und auf einem zweiten Teller bereit stellen.

Die geschälten Selleriescheiben nun erst im Ei und dann im Mehl wälzen,

dann in die schon heiße geölte Pfanne geben, von beiden Seiten braten.

Dazu passen wunderbar Kartoffelbrei, aber auch Reis. Dies ist ein ganz einfaches histaminarmes Gericht, welches ich mir gern an „schlechten" Tagen zubereite.

Ich bin mittlerweile auf die unpanierte Variante umgestiegen, da mir das glutenfreie Paniermehl nicht zusagt. Es verbrennt recht schnell in der Pfanne und schmeckt mir auch nicht wirklich. Da Geschmäcker bekanntlich verschieden sind, hab ich beide Varianten aufgeführt und Sie können für sich entscheiden.

Gemüsecremesuppe

Zutaten für 2 Portionen:

600 g Gemüse (z.B. Kartoffeln, Kürbis, Blumenkohl, Brokkoli, Möhren, Kohlrabi)

½ Stange Porree oder 2 bis 3 Lauchzwiebeln

weißer Pfeffer

ca. 2 TL Salz

Kurkuma (optional)

etwas Butter

Wasser

etwas (laktosefreie) Milch oder Pflanzenmilch

Zubereitung:

Gemüse, wenn nötig, schälen und in kleine Stücke schneiden,

in einen Topf geben, mit Wasser befüllen, bis das Gemüse bedeckt ist,

Gewürze dazu, zum Kochen bringen und dann ca. 20 Minuten auf kleiner Flamme köcheln lassen, bis das Gemüse gar ist.

Nun das Wasser abgießen und auffangen,

Gemüse pürieren und so viel von dem aufgefangenen Wasser und noch etwas Milch hinzugeben, bis die Suppe eine schöne für Sie angenehme Sämigkeit hat.

Während der Gemüse-Kochzeit können die Porreestange oder die Lauchzwiebeln in Streifen geschnitten und in ausgelassener Butter gedünstet werden.

Diese können Sie entweder noch vor dem Pürieren zum Gemüse oder zum Schluss über die Suppe geben.

Für eine bessere Sämigkeit der Gemüsesuppe, z.B. bei der Verwendung von Möhren oder Kohlrabi, schäle ich mir wenigstens eine kleine Kartoffel dazu.

Sollten Sie gerade die Kartoffel-Reis-Diät machen, dann nehmen Sie halt nur Kartoffeln und lassen am besten die Zwiebeln und eventuell auch den Pfeffer weg. Je nach dem, was Sie für sich im Rahmen der Auslassdiät schon probiert haben. Später könnten Sie dann nach und nach die anderen Gemüsesorten hinzunehmen.

Nudel-Blumenkohl-Pfanne

Zutaten für 1 Portion:

80 bis 100 g (glutenfreie) Nudeln

1 gute Hand voll gefrorenen Blumenkohl (oder Brokkoli)

1 Lauchzwiebel

½ Büffelmozzarella

Butter

Salz

Wasser

optional: 1 EL Paprikamark[29] und etwas (laktosefreie) Milch od. Pflanzenmilch

Zubereitung:

Wasser und etwas Salz in einem Topf zum Kochen bringen,

dann die Nudeln und das gefrorene Gemüse hineingeben, ca. 15 Minuten kochen (bitte auf die Packungsanweisung der Nudeln achten, allerdings kann sich die Kochzeit etwas verlängern durch das gefrorene Gemüse).

Kurz vor Ende der Kochzeit in einer Pfanne etwas Butter erhitzen,

Lauchzwiebel in Ringe schneiden und darin leicht anschwitzen.

---

[29] Unbedingt den Hinweis zu den Inhaltsstoffen des Öncü bei „Meine Erfahrungen" oder im Anhang lesen!

Wer mag, kann jetzt das Paprikamark und die Milch hinzugeben, verrühren, bis eine schöne Sämigkeit entsteht.

Nun die fertig gekochten Nudeln und den Blumenkohl dazu geben,

Mozzarella drüber, ein paar Mal verrühren, bis der Käse schön zerschmolzen ist.

Aufgepasst: Wer das türkische Paprikamark (siehe Anhang) nimmt, sollte mit dem Salz etwas vorsichtiger sein!

Gemüse in Paprika-Joghurt-Soße

Zutaten für 1 Portion:

½ Zucchini

½ Möhre

1 kleines Stück Süßkartoffel

1 Lauchzwiebel

weißer Pfeffer

Salz

Kurkuma (optional)

3 TL Paprikamark[30]

2 TL Schafs- oder Ziegenjoghurt oder –frischkäse

etwas Butter

etwas (laktosefreie) Milch, Pflanzenmilch oder Reiscuisine

Thymian und Oregano (optional)

Zubereitung:

Butter in einer Pfanne auslassen,

Zucchini in kleine Würfel schneiden und andünsten,

Lauchzwiebel in kleine Ringe schneiden, ebenfalls in die Pfanne geben,

Möhre und Süßkartoffel raspeln, dazu geben,

---

[30] Unbedingt den Hinweis zu den Inhaltsstoffen des Öncü bei „Meine Erfahrungen" oder im Anhang lesen!

Salz, Pfeffer und eventuell Kurkuma einrühren, das Ganze ein wenig köcheln lassen.

Nun Paprikamark und einen Schluck Milch dazu geben und bis zur gewünschten Sämigkeit schön verrühren.

Wer mag, kann jetzt Thymian und Oregano dazu geben.

Herd aus, etwas ziehen lassen,

nun noch den Joghurt oder Frischkäse einrühren.

Dieses Gericht eignet sich wunderbar dazu, Gemüse „zu verstecken". Es könnten außer Möhre und Süßkartoffel z.B. Sellerie, Kohlrabi und Steckrübe hineingerieben werden. Auch ohne Fleisch ist diese Soße schön dick und sämig.

Achtung: An „schlechten" Tagen sollte vielleicht besser auf Joghurt oder Frischkäse verzichtet werden!

Achtung: Reiscuisine erst auf Verträglichkeit prüfen!

Aufgepasst: Wer das türkische Paprikamark (siehe Anhang) nimmt, sollte mit dem Salz etwas vorsichtiger sein!

Abend - Heißluftfritteuse, 2 in 1 oder Backofen

Gefüllte Champignons

<u>Zutaten für 1 Portion:</u>

3 schöne große frische Champignons

10 dünne Scheiben Zucchini

½ Lauchzwiebel

weißer Pfeffer

Salz (könnte bei diesem Gericht bei Verwendung des türkischen Paprikamark's ganz weggelassen werden)

Kurkuma (optional)

1 EL Paprikamark[31]

etwas (laktosefreie) Milch, Pflanzenmilch oder Reiscuisine

<u>Zubereitung:</u>

Stiele der Champignons abtrennen und diese und die Zucchinischeiben sehr klein würfeln,

kurz in der ausgelassenen Butter andünsten,

die Lauchzwiebel in sehr feine Ringe schneiden und dazu geben,

Gewürze einrühren,

---

[31] Unbedingt den Hinweis zu den Inhaltsstoffen des Öncü bei „Meine Erfahrungen" oder im Anhang lesen!

Paprikamark und einen Schluck Milch dazu und schön verrühren.

Die Champignons mit dieser Masse befüllen und in die Heißluftfritteuse, die Tefal 2 in 1 oder den Backofen geben: 150 Grad, 10 Minuten.

Zur Verträglichkeit der Champignons bitte erst „Meine Erfahrungen" lesen!

<u>Achtung:</u> Reiscuisine erst auf Verträglichkeit prüfen!

<u>Aufgepasst:</u> Wer das türkische Paprikamark (siehe Anhang) nimmt, sollte mit dem Salz etwas vorsichtiger sein!

Soßen und Dips

Kräuterbutter

Zutaten:

1 Stück Butter (weich)

1 Bund Basilikum oder 1 Packung Tiefkühl-Basilikum

einige Zweiglein frischen Thymian oder 2 x so viel getrockneten Thymian, der zwischen Daumen und Zeigefinger passt

einige Stängel frischen Oregano oder 3 x so viel getrockneten Oregano, der zwischen Daumen und Zeigefinger passt

1 TL Salz

Zubereitung:

Frische Kräuter zerkleinern, mit dem Messer oder in einem Hochleistungsmixer,

getrocknete Kräuter zwischen Daumen und Zeigefinger zerreiben,

Tiefkühl-Basilikum auftauen lassen.

Am besten in einem guten Mixer alle Zutaten miteinander verrühren.

Ich habe für mich ausprobiert und dabei festgestellt, dass ich die im Rezept genannten Kräuter sehr gut vertrage. Bitte testen Sie das für sich selber aus, denn ich kann keine Garantie dafür übernehmen, dass das bei Ihnen auch so ist. Laut Histaminlisten[32] die mir vorliegen, sind es verträgliche Kräuter.

Da im Winter keine frischen Kräuter wie Oregano und Thymian erhältlich sind, habe ich es einmal versucht, wie sich die Butter mit getrockneten Kräutern macht. Siehe da, wunderbar.

Die Butter gebe ich auch gern als willkommene Abwechslung oder einfach nur als geschmackliche Abrundung über Bratkartoffeln oder Nudeln mit zerlaufenem Käse.

---

[32] KochTrotz-Liste im Anhang.

Zucchini-Paprika-Soße

Zutaten für 1 Portion:

½ Zucchini

2,5 – 3 Spitzpaprika (mittlerer Größe)

1 Lauchzwiebel

etwas Kokosmilch oder Pflanzenmilch

weißer Pfeffer

Kurkuma

Salz

etwas Butter oder Kokosöl

Zubereitung:

Zucchini klein schneiden und in Butter oder Kokosöl in einer Pfanne anbraten,

Paprika in einem kleinen Mixer pürieren und dazu geben,

Lauchzwiebel in kleine Ringe schneiden und ebenfalls dazu,

mit Pfeffer, Kurkuma und Salz würzen.

Einige Minuten köcheln lassen,

etwas Kokos- oder Pflanzenmilch hinzugeben, verrühren, bis eine schöne Sämigkeit entsteht.

<u>Varianten:</u>

Ich esse sehr gern Reis und ein gekochtes Putenei dazu, bereite die Soße dann allerdings mit Pflanzenmilch und ohne Zucchini zu.

Lecker ist die Soße auch, wenn Schafs- oder Ziegenjoghurt oder –frischkäse eingerührt wird.

Kürbis-Joghurt-Soße

Zutaten für 1 Portion:

½ Zucchini

1 Lauchzwiebel

2 EL Kürbismus

3 TL Schafs- oder Ziegenjoghurt oder –frischkäse

Salz

weißer Pfeffer

Messerspitze Kurkuma (optional)

etwas Butter

etwas (laktosefreie) Milch, Pflanzenmilch oder Reiscuisine

Zubereitung:

Butter in der Pfanne auslassen,

Zucchini sehr klein würfeln und hinein geben,

Lauchzwiebel in sehr feine Ringe schneiden und ebenfalls dazu,

würzen und sobald alles schön glasig ist, das Kürbismus unterrühren.

Nun noch Joghurt oder Frischkäse und einen „Schluck" Milch dazu, verrühren bis zur gewünschten Sämigkeit.

Kürbismus ist ganz leicht selber herzustellen: Hokkaidokürbis teilen, die Kerne raus und dann auf die Schnittflächen in den Backofen legen. 180 Grad, 40 Minuten. Ist der Kürbis dann abgekühlt, die Haut abziehen, das Kürbisfleisch pürieren und fertig. Es kann auch sehr gut portionsweise eingefroren werden.

Wer sich diese Arbeit nicht machen möchte oder die Kürbiszeit verpasst hat, um sich Vorräte einzufrieren, der kann auch Babygläschen nehmen.

Achtung: Wie ich finde, ist der Joghurt das Highlight der Soße. Allerdings nicht so wünschenswert von der Verträglichkeit her an „schlechten" Tagen. Da sollte vielleicht besser darauf verzichtet werden, das ist zumindest meine Erfahrung.

Achtung: Reiscuisine erst auf Verträglichkeit prüfen!

Diese Soße ist eine meiner Favoriten. Sie erinnert mich irgendwie an ein Currygericht, zumindest entfernt. Sehr einfach, aber sehr lecker.

Paprika-Joghurt-Soße

Zutaten für 1 Portion:

1 Spitzpaprika

1 Lauchzwiebel

1 gehäufter EL Paprikamark[33]

1 gehäuften EL Schafs- oder Ziegenjoghurt

weißer Pfeffer

Salz

Kurkuma (optional)

etwas Butter

etwas (laktosefreie) Milch, Pflanzenmilch oder Reiscuisine

Zubereitung:

Butter in einer Pfanne auslassen,

Spitzpaprika ganz klein würfeln und in die Pfanne geben,

Lauchzwiebel in sehr feine Ringe schneiden und dazu geben,

würzen und dünsten.

Paprikamark und den „Schluck" Milch dazu, schön verrühren, eventuell noch etwas Milch mehr, eben bis zur gewünschten Sämigkeit.

Kurz aufkochen und dann den Herd aus, jetzt noch den Joghurt einrühren.

---

[33] Unbedingt den Hinweis zu den Inhaltsstoffen des Öncü bei „Meine Erfahrungen" oder im Anhang lesen!

Achtung: Wie ich finde, ist der Joghurt das Highlight der Soße. Allerdings nicht so wünschenswert von der Verträglichkeit her an „schlechten" Tagen. Da sollte vielleicht besser darauf verzichtet werden, das ist zumindest meine Erfahrung.

Achtung: Reiscuisine erst auf Verträglichkeit prüfen!

Aufgepasst: Wer das türkische Paprikamark (siehe Anhang) nimmt, sollte mit dem Salz etwas vorsichtiger sein!

Diese Soße ist ebenfalls eine meiner Favoriten. Auf Reis serviert, erinnert mich dann das Ganze an ein indisches Currygericht. Sehr einfach, aber sehr lecker.

Dip I

Zutaten für 1 Portion:

8 dünne Scheiben Zucchini

Lauch von 1 Lauchzwiebel

1 TL Tiefkühl-Basilikum

2 EL Schafs- oder Ziegenjoghurt

etwas Butter

etwas (laktosefreie) Milch, Pflanzenmilch oder Reiscuisine

weißer Pfeffer

Salz

Messerspitze Kurkuma (optional)

Zubereitung:

Butter in der Pfanne auslassen,

Zucchinischeiben in ganz kleine Würfelchen schneiden und in die Pfanne geben,

Lauch in ganz feine Ringe schneiden und zu den Zucchini tun,

würzen, verrühren und wenn das Gemüse angedünstet ist, den Herd ausmachen.

Jetzt das Basilikum dazu geben, verrühren und einige Minuten ziehen lassen.

Nun noch den Joghurt und einen Schluck Milch dazu und verrühren.

Dieser Dip passt gut zu Bratkartoffeln oder Pommes.

Achtung: Der Joghurt könnte eventuell an „schlechten" Tagen
nicht so gut verträglich sein, dann vielleicht besser auf diesen
Dip verzichten. Der nächste ist ganz ohne tierische Produkte
und für diese Situation eher zu empfehlen.

Achtung: Reiscuisine erst auf Verträglichkeit prüfen!

Dip II

Zutaten für 2 Portionen (oder als Soße für 1 Portion):

8 dünne Scheiben Zucchini

1 Lauchzwiebel

1 Apfel (etwas säuerlich)

1 TL Paprikamark[34]

1 TL Tiefkühl-Basilikum

etwas Butter

weißer Pfeffer

Salz

optional: Messerspitze Kurkuma

optional: etwas (laktosefreie) Milch, Pflanzenmilch oder Reiscuisine

Zubereitung:

Butter in einer Pfanne auslassen,

Zucchinischeiben in ganz kleine Würfelchen schneiden und in die Pfanne geben,

Lauch in ganz feine Ringe schneiden und zu den Zucchini tun.

Jetzt die Gewürze dazu und schön verrühren,

den Apfel pürieren und in das gedünstete Gemüse geben, verrühren und leicht köcheln lassen.

---

[34] Unbedingt den Hinweis zu den Inhaltsstoffen des Öncü bei „Meine Erfahrungen" oder im Anhang lesen!

Nun das Paprikamark dazu, ebenfalls schön einrühren und leicht köcheln lassen.

Zum Schluss noch das Basilikum hinzu, Herd aus und einen Moment ziehen lassen.

Wer eher eine Soße daraus machen möchte, kann noch einen Schluck Milch oder Kochsahne hinzufügen. Dies wäre dann aber nur für eine Portion.

Passt ebenfalls gut zu Bratkartoffeln oder Pommes. Diesen Dip bevorzuge ich, wenn ich gerade nicht so gut Schafs- und Ziegenjoghurt vertrage.

Achtung: Reiscuisine erst auf Verträglichkeit prüfen!

Aufgepasst: Wer das türkische Paprikamark (siehe Anhang) nimmt, sollte mit dem Salz etwas vorsichtiger sein!

Dip III

Zutaten für 2 Portionen:

1 Lauchzwiebel

2 EL Apfel-Mango-Mark

1 EL Paprikamark[35]

1 EL Kokosöl

etwas Kokosmilch

weißer Pfeffer

Salz

Kurkuma (optional)

Zubereitung:

Kokosöl in einer Pfanne erhitzen,

Lauchzwiebel in feine Ringe schneiden und in der Pfanne kurz andünsten,

Apfel-Mango-Mark und Paprikamark hinzugeben und schön verrühren,

nun noch einen Schluck Kokosmilch hinzu, um den Dip bis zur gewünschten Sämigkeit zu verdünnen.

---

[35] Unbedingt den Hinweis zu den Inhaltsstoffen des Öncü bei „Meine Erfahrungen" oder im Anhang lesen!

Es kann, wenn keine Kokosmilch im Hause ist, auch (laktosefreie) Milch oder Pflanzenmilch genommen werden. Apfel-Mango-Mark gibt es in Bio-Qualität in gut sortierten Drogeriemärkten wie Rossmann oder dm.

Wird der Dip zur Soße verdünnt, kann diese dann auch wunderbar für folgende Gerichte für die jeweils angegebene Menge verwendet werden:

3 halbe vegetarische Paprikaschoten

1 Portion Nudeln

ca. 1/3 vegetarische Lasagne (also eine Lasagne für 2 Personen braucht die dreifache Menge des hier oben angegebenen Dip-Rezeptes)

Hinweis: Wer das Paprikamark nicht gewohnt ist, dem könnte der leicht bittere Nachgeschmack auffallen. Ich mag es so, sollte es Sie stören, könnten Sie eventuell etwas mehr von dem Apfel-Mango-Mark oder eine Idee verträgliche Marmelade dazu geben.

Aufgepasst: Wer das türkische Paprikamark (siehe Anhang) nimmt, sollte mit dem Salz etwas vorsichtiger sein!

„Ketchup"

Zutaten für 1 Portion:

5 getrocknete Datteln

1 TL Paprikamark (Vorsicht bei Öncü, Anhang lesen!)

etwas (laktosefreie) Milch, Pflanzenmilch oder Reiscuisine

Zubereitung:

Datteln entkernen, falls dies nicht schon geschehen ist,

klein schneiden, in den Mixer geben, Milch dazu bis sie fast bedeckt sind, pürieren

Paprikamark dazu und noch einmal etwas Milch,

mixen und fertig.

Diesen „Ketchup" mache ich gern, wenn ich keine Lust oder Zeit für die Herstellung eines Dips habe. Geht super schnell und erinnert geschmacklich doch schon leicht an einen „normalen" Ketchup.

Wenn das türkische Paprikamark verwendet wird (siehe Anhang), braucht kein Salz hinzugefügt zu werden. Ansonsten vielleicht noch eine Prise dazu geben.

Achtung: Reiscuisine erst auf Verträglichkeit prüfen!

Hinweis: Wer das Paprikamark nicht gewohnt ist, dem könnte der leicht bittere Nachgeschmack auffallen. Ich mag es so, sollte es Sie stören, könnten Sie eventuell etwas verträgliche Marmelade dazu geben.

Für die „schlechten" Tage

Kartoffeln und Möhren kochen, klein drücken, Butter drüber geben und zerlaufen lassen oder aber diese in der Pfanne auslassen, in Scheiben geschnittene Lauchzwiebel dazu, damit etwas Geschmack rein kommt. Wem das nicht reicht, der könnte eventuell noch zwei Eigelb kurz im Ganzen anbraten und nach ungefähr einer Minute dann das Flüssige zerlaufen lassen, Salz drüber und warten, bis es fester geworden ist. Fast wie Spiegelei und ist dann etwas Stärkung.

Eine ¼ Zucchini klein schneiden, Lauchzwiebel in feine Ringe, alles in Butter anbraten, Messerspitze Kurkuma dazu, verrühren, vorgekochten Reis dazu, nochmals schön verrühren, dann in den Heißluft- oder Minibackofen, eine Scheibe Butterkäse (enthält Laktose) oder 3 Scheiben Büffelmozzarella in Streifen schneiden, über den Reis geben und kurz überbacken. (Wer keinen kleinen Ofen hat, kann den Käse auch in der Pfanne über den heißen Reis legen. Für einige Minuten einen Deckel drauf, damit der Käse schön zerlaufen kann.)

Vorgekochten Reis in die Pfanne geben, Butter vorher auslassen, kurz anbraten, ein oder zwei Eigelb drüber, schön verrühren.

Kartoffelbrei und Sellerieschnitzel sind auch ein sehr einfaches Essen.

Kartoffeln und in Salzwasser gekochten Blumenkohl oder Brokkoli: etwas von dem Gemüsewasser über die mit der Gabel zerdrückten Kartoffeln geben, dann sind sie nicht so trocken. Oder aber Kräuterbutter über dem noch heißen Essen zerlaufen lassen.

Anhang

Wissenswertes und Nahrungsmittellisten[36] zur Histamin- und anderen Intoleranzen

KochTrotz-Verträglichkeitsliste – Sie ist nicht nur hilfreich bei der Histaminintoleranz, sondern sogar für insgesamt sieben verschiedene Unverträglichkeiten, mein absoluter Favorit aller mir bekannten Listen (gleich auf der Homepage kann sie kostenlos bestellt werden, außerdem finden sich in diesem Blog viele Rezepte für alle möglichen Intoleranzen)

http://www.kochtrotz.de/

Diese Seite ist sehr empfehlenswert. Hier finden Sie **genaue Infos zum Histamin**, zur Diagnose, zu den Tests, auch eine Nahrungsmittelliste und eine Liste, welche Zusatzstoffe und Medikamente zu meiden sind.

https://www.kochenohne.de/intoleranzen/histaminintoleranz/

Auch auf dieser Seite, aber einer anderen Unterseite sind noch **andere Intoleranzen** aufgeführt: Glutenunverträglichkeit, Laktoseintoleranz, Fructoseintoleranz... Diese können dann mit jeweils einem Klick angeschaut werden. Sehr informativ.

https://www.kochenohne.de/intoleranzen/

---

[36] Diese Listen unterscheiden sich oftmals. Nehmen Sie sie bitte nur als Leitfaden, als Anhaltspunkt. Sie können nicht genau sein, weil eben jeder Mensch ein Individuum ist. Und somit jeder anders reagiert. Sobald Sie sich mit den informierenden Seiten genauer befasst haben, werden Sie besser verstehen, was damit gemeint ist.

Eine weitere sehr interessante Seite aus der Schweiz, die sich mit der **Histaminintoleranz** befasst. Auch mit Diagnose, Symptomen, Forum, Nahrungsmittelliste.

http://www.histaminintoleranz.ch/de/einleitung.html

Gewürz-Verträglichkeitsliste bei Histaminintoleranz[37]

Dies ist ein Blog rund um die Histaminintoleranz. Auf der rechten Seite finden Sie Stichpunkte, die angeklickt werden können, um weitere Infos der Seiteninhaberin zu erhalten.

http://www.leben-mit-ohne.de/gewuerze-bei-histaminintoleranz/

Ein „natürliches" Herangehen an die Histaminintoleranz

Wunderbare Infos und Rezepte, vor allem auch für grüne Smoothies und die Verwendung von (Wild)-Kräutern. Bitte achten Sie auf die Links weiter unten zu den „biogenen Aminen".

http://histaminentzug.de/

Broschüre für Ernährungsempfehlungen bei Histamin-, Laktose- und Fructoseintoleranz

Kann über diesen Link angefordert oder bei Klick direkt gelesen werden.

http://www.bva.at/portal27/bvaportal/content/contentWindow?action=2&contentid=10007.677616

---

[37] Auch hier gilt: trotz Empfehlungen vorsichtig ausprobieren. Ich nehme oftmals nur Salz und etwas weißen Pfeffer. Und an „guten Tagen" taste ich mich langsam vorwärts...

Rezeptdatenbank für histaminarmes Kochen, oftmals in Kombination „glutenfrei, laktosefrei, fructosefrei"

http://www.mitohnekochen.com/histaminarme-rezepte/hauptspeisen/1/

Fruktose-Intoleranz

Auf dieser Seite finden sich aber auch Infos zu den anderen Intoleranzen und Lebensmittelallergien überhaupt. Einfach oben rechts auf dieser Seite in die Suchzeile eingeben und los geht's.

http://www.netdoktor.de/krankheiten/fruktoseintoleranz/symptome/

Schär-Produkte mit ihren Inhaltsstoffen

Auf das jeweilige Produkt klicken, dann öffnen sich die Zutaten.

https://www.schaer.com/de-de/po/glutenfreie-produkte

Reismilch selber kochen

http://www.milch-guide.de/reismilch.html#rezept-selber-machen

https://www.rezeptwelt.de/getraenke-rezepte/reismilch/9j75juq2-0cae1-481976-cfcd2-wu0jz7ve

http://www.vegetarian-only.de/reismilch-vegane-milch-und-ihre-zubereitung/

https://www.youtube.com/watch?v=FygZO-PYa4E

http://www.mehr-als-rohkost.de/rezepte/vegane-reismilch-reisdrink/

Kokosmilch selber kochen

http://www.urgeschmack.de/kokosmilch-selber-machen/

Hefefreie Brühpaste selber kochen

Hier ist ein Beispielrezept aus dem Internet. Bei diesem bitte Zwiebel, Knoblauch und Tomaten weglassen. Dafür könnte Porree mit dazu genommen werden.

http://www.chefkoch.de/rezepte/1711901280043478/Selbst-gemachte-Suppenbasis.html

Hefefreies Brühpulver selber herstellen

Ein weiteres Beispielrezept aus dem Internet. Und auch bei diesem bitte Zwiebel, Knoblauch und Tomaten weglassen und dafür eventuell Porree nehmen. Das Rezept ist zwar für den Backofen gedacht, wer aber einen Dörrapparat hat, kann diesen natürlich dafür nutzen.

http://www.kochbar.de/rezept/198178/Selbstgemachtes-Bruehpulver.html

Was sind Biogene Amine?

http://www.gesundheit.de/ernaehrung/rund-ums-lebensmittel/wissen-rund-um-lebensmittel/biogene-amine-vorkommen-und-wirkung

https://www.kochenohne.de/intoleranzen/histaminintoleranz/

Biogene Amine in Wildkräutern

In den Brennhaaren der Blätter der **Brennessel** sind biogene Amine enthalten.

http://www.gesundheit.de/lexika/heilpflanzen-lexikon/brennessel-anwendung

Die **Taubnessel** ist ähnlich anwendbar wie die Brennessel.

http://www.kaesekessel.de/kraeuter/t/weisse-taubnessel.htm

Die **Distel** kann sehr gut zur Suppe verarbeitet werden, sollte aber nicht mehr als einmal pro Woche verzehrt werden. Achtung: sie hat biogene Amine in sich!

http://www.naturheilkraeuter.org/distel/

Die **Mariendistel** wird als Tee oder Arznei genutzt.

http://heilkraeuter.de/lexikon/mariendi.htm

Sanddornbeeren

http://www.bioinsel-shop.de/Trockenfruechte/Bio-Sanddornbeeren-ganz-getrocknet::296.html

Kaufempfehlungen

KochTrotz-Bücher 1 und 2

Stefanie Grauer-Stojanovic

Hier sind auch die Alternativen für Eier und das Rezept für Paprikamark zu finden.

http://shop.kochtrotz.de/

oder bei amazon.

Buch „Weizenwampe – der Gesundheitsplan"

Dr. med. William Davis

Buch „Ernährung nach den Fünf Elementen"
Barbara Temelie

Die Ernährungslehre der Traditionellen Chinesischen Medizin abgestimmt mit der westlichen Kultur, sehr informativ und lehrreich. Die histaminarme Zubereitung kann hier ohne weiteres eingefügt werden.

Einkaufsshop für histaminarme Produkte

www.histaminintoleranz-shop.de

Ei-Ersatz bei amazon

Hier sind mehrere aufgelistet. Ich kann keines empfehlen. Nicht, weil sie nicht gut sind, sondern weil ich mich an den KochTrotz-Büchern orientiere oder Eigelb nehme und somit diesbezüglich keinerlei Erfahrungen habe.

https://www.amazon.de/s/ref=nb_sb_noss_2?__mk_de_DE =%C3%85M%C3%85%C5%BD%C3%95%C3%91&url=search-alias%3Daps&field-keywords=Ei-Ersatz

weiße Reisschokolade

https://www.amazon.de/Veganz-Wei%C3%9Fe-Rice-Choc-Kokos-Flakes/dp/B01GONKI4O/ref=sr_1_1?ie=UTF8&qid=1480319 019&sr=8-1&keywords=wei%C3%9Fe+reisschokolade

Puteneier

https://www.spreewaelder-hofladen.de/

Es gibt sie hier nicht immer, einfach mal probieren.

Heißluftöfen meiner Wahl

Sie haben alle drei ihre Vorteile, jede kann etwas anderes besser. Es kommt hierbei auch auf die jeweiligen Bedürfnisse an. Am besten, Sie informieren sich selber, dies soll hier nur eine kleine Vorauswahl sein. Egal, ob Sie sich für diese oder ganz andere entscheiden, ich empfehle Ihnen auf jeden Fall die Preise zu vergleichen. Gut geht das bei www.idealo.de Bei facebook gibt es für alle drei Geräte auch Gruppen, in denen sich die Mitglieder mit Anfängerfragen und Rezepten gegenseitig unterstützen und austauschen. Die Links zeigen die drei Öfen im momentanen Angebot der Firmen amazon und Otto. Sollten sie hier nicht mehr angezeigt werden, was ja im Laufe der Zeit durchaus möglich sein kann, dann geben Sie einfach in der Suchmaschine oder bei idealo die Gerätebezeichnung ein, die ich nochmals in Klammern gesetzt habe.

Durandal (diese habe ich, bin bisher sehr zufrieden damit, erwähnenswert wäre hier die Auftaufunktion)

(BCdirekt Durandal Heissluftofen)

https://www.amazon.de/BCdirekt-Durandal-Heissluftofen-Hei%C3%9Fluftgarer-grillen/dp/B018G7269Q/ref=sr_1_27?ie=UTF8&qid=1493570 318&sr=8-27&keywords=hei%C3%9Fluftfritteuse

Tefal 2 in 1 (und diese habe ich zu Weihnachten geschenkt bekommen, auch top bisher)

(Tefal ActiFry YV960130 2in1 Heißluft-Fritteuse)

https://www.amazon.de/Tefal-ActiFry-Hei%C3%9Fluft-Fritteuse-Fassungsverm%C3%B6gen-Rezeptbuch/dp/B006TF4OP2/ref=sr_1_2?ie=UTF8&qid=1478 764126&sr=8-2&keywords=hei%C3%9Fluftfritteuse

De'Longhi

(De'Longhi Heißluftfritteuse & Multicooker »MultiFry EXTRA CHEF FH1394/1«)

https://www.otto.de/p/de-longhi-heissluftfritteuse-multicooker-multifry-extra-chef-fh1394-1-1400-watt-1-5-liter-weiss-482351145/#variationId=482352286

Weitere Zutaten:

Kurkuma bei amazon

https://www.amazon.de/BIO-Kurkuma-Kurkumawurzel-gemahlen-250g-Azafran%C2%AE/dp/B00J088KYQ/ref=sr_1_1?ie=UTF8&qid=1478763841&sr=8-1&keywords=kurkuma

Kokosöl bei amazon

https://www.amazon.de/s/ref=nb_sb_ss_c_1_7?__mk_de_DE=%C3%85M%C3%85%C5%BD%C3%95%C3%91&url=search-alias%3Daps&field-keywords=kokos%C3%B6l&sprefix=kokos%C3%B6l%2Caps%2C203&crid=1GCZZMBPH06AM

Paprikamark aus der Türkei „Öncü"

Zutaten: rote süße Paprikaschote und Salz. **Achtung,** seit kurzer Zeit ist wohl auch E330 enthalten. Das ist Zitronensäure aus Schimmelpilzen. Bitte vorsichtig ausprobieren! Ich vertrage es, da es keine echte Zitronensäure ist.

Wer einen türkischen Gemüsehändler in seiner Nähe hat, kann es auch dort kaufen und vor Ort genau schauen, ob E330 drin ist oder nicht. Es soll wohl noch welches ohne geben.

https://www.amazon.de/%C3%96nc%C3%BC-Paprikamark-mild-4er-
Pack/dp/B0050HH82G/ref=sr_1_3?ie=UTF8&qid=147947145
3&sr=8-3&keywords=paprikamark

Weitere Empfehlungen

Wer nicht nur seine Ernährung umstellen, sondern generell gesünder leben möchte, dem seien hier weitere Links an die Hand gegeben.

Herstellung von Deos ohne chemische Zusätze

Rezept für flüssiges Deo:
http://www.smarticular.net/deodorant-ohne-aluminium-selbst-herstellen-einfach-gehts/

Rezept für festes Deo: https://www.frag-mutti.de/deo-ohne-aluminium-selber-machen-a41810/

Noch eines: http://schwatzkatz.com/natron-creme-deo-ohne-aluminium/

Zahnpulver

Hier gibt es ganz einfache Möglichkeiten: ich z.B. verwende Schlemmkreide (Rügener Heilkreide) gemischt mit Kräutern aus einem Teebeutel wie z.B. Pfefferminze oder Thymian und eine Prise Salz. Das gebe ich in ein Glas zur Aufbewahrung und bei jedem Zähneputzen etwas auf die Zahnbürste.

Eine weitere Möglichkeit:
http://www.silkeleopold.de/zahnpulver-und-zahnpasta-mit-kurkuma-herstellen/

Video für Zahnpasta und Zahnpulver

https://www.youtube.com/watch?v=TrYIJQsys1Q

Wer jetzt auf den Geschmack gekommen ist, sich seine Körperpflegeprodukte selbst herzustellen, wird über die Suchmaschine ganz schnell fündig. Hier ist von sehr einfachen bis schon sehr aufwendigen Rezepten alles vertreten. Meine Links hier sollen nur eine Anregung darstellen, sich mit diesem Thema überhaupt einmal auseinanderzusetzen.

Meine Pinterest-Seite für „Körperpflege ohne Chemie"

Hier sind etliche Seiten aufgelistet, die zu diesem Thema beitragen, allerdings wohl nur einsehbar, wer bei Pinterest angemeldet ist.

https://de.pinterest.com/bastelastrid/k%C3%B6rperpflege-ohne-chemie/

Meine eigenen Bücher

Mit diesem kleinen Ratgeber und auch Kochbuch in Ihren Händen interessieren Sie sich für Ihre Gesundheit und Ernährung. Wenn Sie vielleicht noch mehr für Ihr vollumfängliches Wohlbefinden tun wollen, dann schauen Sie doch einmal in meine drei anderen Bücher...

„Brennessel-Rezepte: (M)ein Einstieg in die Wildkräuterküche" (Taschenbuch und ebook)

Die Brennessel hat bei den meisten Menschen nicht den besten Ruf und wird entweder im eigenen Garten als störendes „Unkraut" beseitigt oder in der Natur nicht beachtet. Damit wird ihr wirklich Unrecht getan, denn sie ist in vielerlei Hinsicht ein ganz wunderbares Kraut. Dem nährenden Nutzen habe ich mich verschrieben und im Frühjahr und Sommer 2015 so einige Gerichte mit ihnen aufgepeppt oder völlig neu kreiert und in den Ihnen hier vorliegenden 30 Rezepten niedergeschrieben. Vielleicht bekommen Sie dadurch Lust, sich von nun an diesem Wildkraut zu widmen und es von seiner kulinarischen Seite kennenzulernen.
Achtung! Bitte achten Sie auf meine Hinweise bezüglich der biogenen Amine: im Falle der Brennesseln befinden sich wohl welche in den Brennhaaren. Deshalb essen Sie sie bitte nicht roh, sondern nur gekocht und dann bitte erst einmal mit kleineren Mengen ausprobieren!

Als Taschenbuch sowie als ebook für den Kindl und PC erhältlich bei amazon.

Für den ebook-Reader können Sie das ebook z.B. bei www.epubli.de oder bei Weltbild und Thalia herunterladen.

„Aus dem Tagebuch der kleinen Neptun" (Taschenbuch und ebook)

In diesem kleinen und feinen Büchlein können Interessierte auf lockere Art und Weise etwas über die weltlichen und geistigen Zusammenhänge erfahren. Dinge, die nach Lesen des Buches selbst sofort beobachtet, analysiert und in eigenen Entdeckungen verinnerlicht werden können. Angeschnitten werden hierbei die Themen der Astrosophie (nach Randolf M. Schäfer, Frankfurt am Main), die Möglichkeiten von Energieübertragungen, Rückführungen und Meditationen.

Zum besseren Verständnis einige Worte zu den angesprochenen Tierkreiszeichen: In der Astrosophie gehen wir davon aus, dass uns der jeweilige Stand der Sonne bei der Geburt den Lebensauftrag anzeigt. Bin ich z.B. Ende März geboren, habe ich als so genanntes Sternzeichen den Widder. Wenn ich mich nun näher mit dieser Thematik befasse, weiß ich, dass dies der wichtigste Teil meiner Aufgaben ist, die ich von meiner Seele bekommen habe. Was dies nun im Einzelnen bedeutet, wird in den folgenden Geschichten näher erklärt.

Und dies übernimmt hierbei mit voller Freude ein kleiner Golden Retriever. Eine Welpin mit dem wunderschönen Namen Neptun, erzählt Episoden aus den ersten eineinhalb Jahren ihres Lebens. Somit durchlaufen wir gemeinsam mit dem Leser einmal den Jahreskreis und anschließend für alle, welche die Thematik vertiefen möchten, die Zeit der Rauhnächte.

Als Taschenbuch sowie als ebook für den Kindl und PC erhältlich bei amazon.

Für den ebook-Reader können Sie das ebook z.B. bei www.epubli.de oder Weltbild und Thalia herunterladen.

Nachwort und Haftungsausschluss

Im Zuge dessen, dass mit den Intoleranzen und Unverträglichkeiten bezüglich der täglichen Ernährung nicht mehr alles geht, beginnt wohl jeder Betroffene in seiner Küche irgendwie zu experimentieren. So erging es auch mir und ich habe nun all meine geistigen Ergüsse und gemachten Erfahrungen in Form von Hinweisen und Rezepten für Sie hier aufgeschrieben.

Da ich über kein medizinisches Wissen verfüge, werde ich als Laie hier nichts wiedergeben, was andere viel besser ausdrücken und erklären können. Auch habe ich nicht vor, das Rad neu zu erfinden oder von anderen abzuschreiben.

Ich werde mit diesen Zeilen nur einen Ratgeber herausbringen, einen Leitfaden, um Ihnen die ersten Schritte im neuen Lebensabschnitt zu vereinfachen.

Mit diesem Nachwort möchte ich zum Ausdruck bringen, dass ich keinen Anspruch auf Vollständigkeit dieses Textes übernehme. In diesem Buch gebe ich lediglich meine persönlich gemachten Erfahrungen weiter und weise auf weiterführende Seiten im Internet hin, für deren Inhalt ich auch keinerlei Haftung übernehme.

Ich bin weder Arzt noch Heilpraktiker und deshalb bitte ich Sie, wenn Sie über die angegebenen Symptome klagen, einen Mediziner Ihres Vertrauens aufzusuchen und sich untersuchen und nötigenfalls auch testen zu lassen. Nur mit einer Diagnose in der Hand wissen Sie, was mit Ihnen los ist und können sich um die weiteren nötigen Therapieschritte kümmern und informieren.

Außerdem möchte ich Sie darauf aufmerksam machen, dass ich weder für meine Rezepte, noch für die von mir gemachten Hinweise Haftung übernehme. Sie allein sind für sich und Ihre Gesundheit verantwortlich und entscheiden, was Sie Ihrem Körper in seiner momentanen Verfassung zuführen können.

All die Links, die ich hier für Sie herausgesucht und zusammengetragen habe, sind als Hilfe für Sie gedacht. Es könnte allerdings sein, dass aufgrund der sich ständig ändernden Angebote nicht mehr alle aktuell sind. Dafür bitte ich um Entschuldigung.

Astrid Marie Ferver

Jahrgang 1968

Ausbildungen seit 2002 in den Bereichen:

Steinheilkunde

Fünf-Elemente-Lehre

Rückführungen

Astrosophie und hermetische Lehre nach Randolf M. Schäfer

der verschiedenen Energieformen wie Deeksha, Reconnection, Juwel-Energie

Derzeitige Tätigkeit:

Persönliche Beratungen (Lebensweg, Ernährung bei Histaminintoleranz)

Seminare

Rückführungen

Kontakt ist möglich unter meiner Mailadresse:
astridferver@yahoo.de

Webseite für weitere Informationen:
http://astridmarieferver.de.tl/

www.ingramcontent.com/pod-product-compliance
Lightning Source LLC
Chambersburg PA
CBHW050459290526
45786CB00006B/2364